Ballking®

einfach einmalig und einmalig einfach

D1924568

Ballking - Walking mit Bällen®
Limited Shanghai Edition

Christian Pohl © 2010

Verlag/ Hrsg. für das Buch & DVD

EMS-FIT Verlag
Inh. & Hrsg. Christian Pohl

Tel.: 01805/ 78 76 78 9 (14 ct. min/Festnetz)
Fax: 01803/ 78 76 78 9 (9 ct. min./Festnetz)

Internet: www.ballking.org
E-Mail: info@ballking.org

Inhaltsverzeichnis

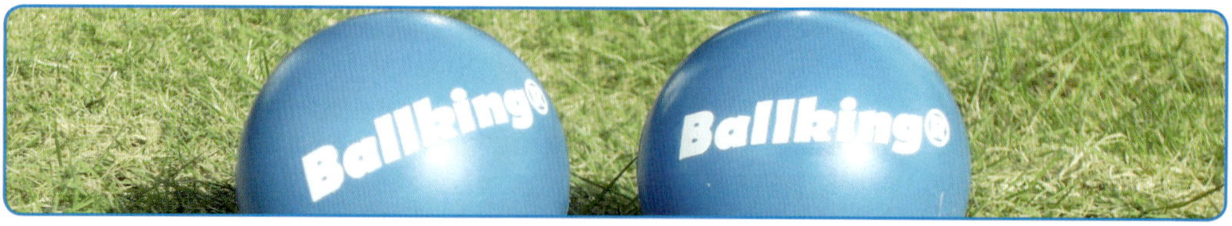

Shanghai Edition

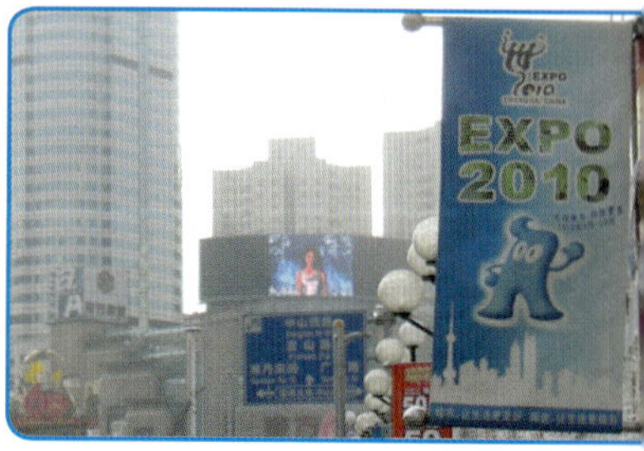

Diese Erstauflage zur Ballkingpremiere ist eine auf 8.888 Exemplare limitierte Sonderausgabe.

Diese Ausgabe wurde speziell der chinesischen Welt- und Zukunftsstadt Shanghai gewidmet.
Shanghai wird gleich in doppelter Hinsicht interessant sein, erstens haben wir dort die erste Ballking®-DVD gedreht und zweitens findet hier die Weltausstellung EXPO 2010 statt.

Aus diesen beiden Gründen sind in diesem Buch fast ausschließlich Fotos aus der Stadt Shanghai und unserer DVD-Produktion abgebildet.
Als Premierengeschenk erhalten Sie mit dieser Sonderausgabe auch die Ballking®-DVD in der exklusiven Shanghai Edition.

Nähers zur DVD auf Seite 170

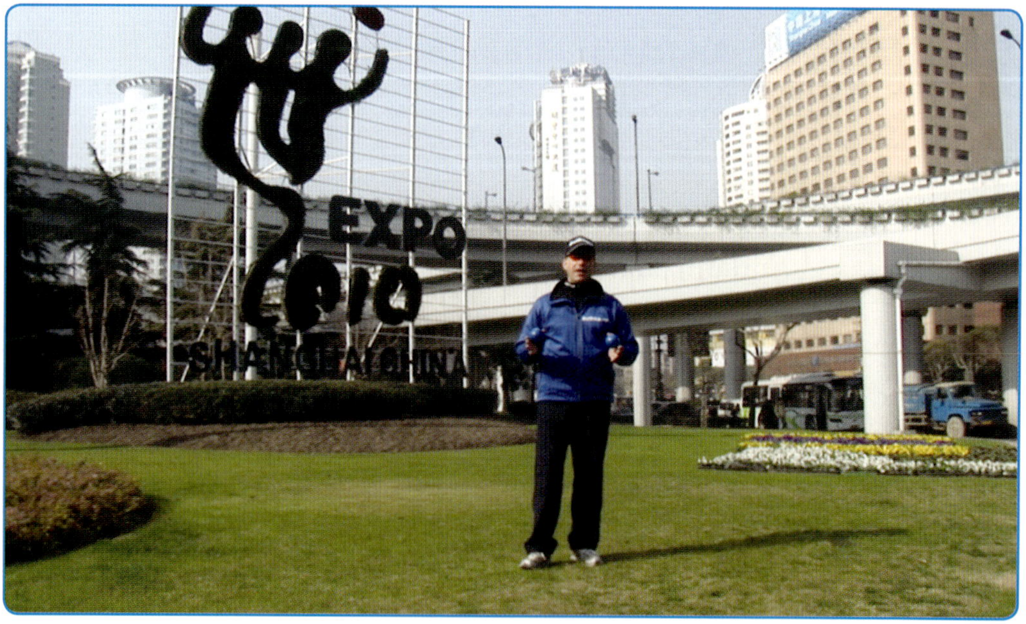

Stadtinfos

上海市
Shànghǎi Shì

Die Hafenstadt Shanghai ist die bedeutendste Industriestadt der Volksrepublik China.

Shanghai ist eine regierungsunmittelbare Stadt, das heißt, sie ist direkt der Zentralregierung unterstellt und ihr Status entspricht dem einer Provinz.

Das gesamte Verwaltungsgebiet Shanghais hat 18,9 Millionen Einwohner (2008).

Shanghai liegt im Mündungsgebiet des Jangtse am Huangpu-Fluss Die Nachbarprovinzen sind Jiangsu im Nordwesten und Zhejiang im Südwesten. Das Gelände der Provinz ist flach. Die durchschnittliche Höhe über dem Meeresspiegel beträgt vier Meter. Der höchste Berg ist der 100 Meter hohe She Shan.

Das 2007 eröffnete Shanghai World Financial Center (WTC) ist mit seiner Endhöhe von 492 Metern und 101 Stockwerken, auch nach der Einweihung des Burdsch Chalifa im Januar 2010 in Dubai, immerhin noch das Gebäude mit der zweit höchsten Besucherplattform der Welt.

In Shanghai liegt mit über 21,71 Millionen TEU pro Jahr der drittgrößte Containerhafen der Welt. Nach Gesamtumschlag ist der Hafen mit 537 Millionen Tonnen Waren im Jahre 2006 sogar der größte.
Quelle Wikipedia.de

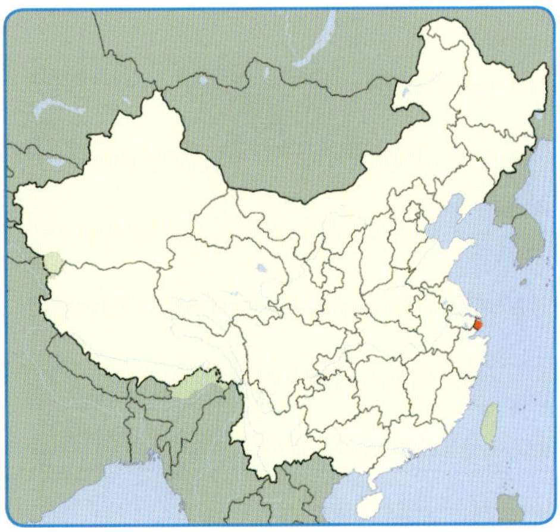

Vorwort

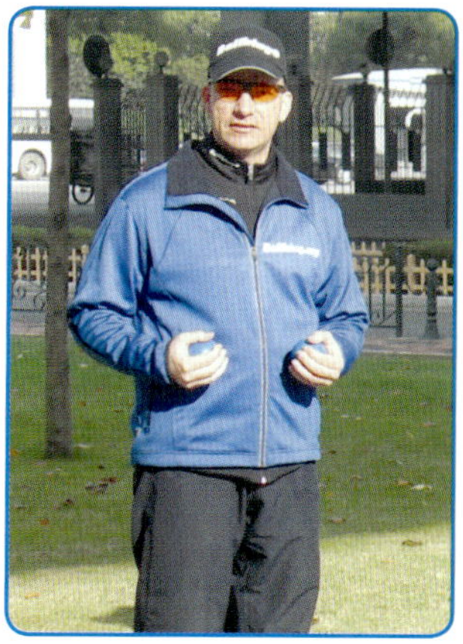

Liebe Leserin, lieber Leser,

als Teenager habe ich mir über das Thema Gesundheit keine Gedanken gemacht. Ich war sprichwörtlich gesund und fit wie ein Turnschuh.

Heute knapp zwanzig Jahre später, bin ich zwar immer noch gesund und fit, doch merke ich jeden Tag, dass ich keine zwanzig mehr bin. Angesichts der für mich in Deutschland immer fraglicher werdenden Gesundheits- und Betreuungsbedingungen im Alter, habe ich große Angst was wird, wenn ich einmal nicht mehr gesund und fit bin und nicht mehr alles alleine machen kann.

Als junger Spund und später im Sportstudium war Sport für mich immer eine beiläufige Selbstverständlichkeit. Heute betrachte ich es als meinen größten Luxus, dass ich drei bis vier mal die Woche Sport machen kann. Dabei zählen für mich keine Urkunden oder Medaillen, sondern die stetige Überwindung der eigenen Grenzen und Besinnung auf das Einfache und Wesentliche in der Natur, im Gegensatz zu einer immer bequemer werdenden Freizeitwelt und einem leistungsorientierteren Berufsleben. Die durch den Sport erlangte Stärke hilft mir täglich in allen Lebenslagen und die in der Natur empfangenen Glücksgefühle geben mir die Kraft, um auch die schwierigsten Zeiten und Aufgaben zu meistern.

Als Personaltrainer habe ich zahlreiche Klienten teilweise über mehre Jahre betreut. So durfte ich in einem meiner Präventionskurs erleben wie meine älteste Klientin 80 Jahre wurde und wie ihr Körper dem Alter und umgekehrt so manches Schnippchen schlug. Sie und hunderte weiterer Klienten haben mich inspiriert und mir gezeigt, dass es nahezu für jeden Menschen eine Vielzahl von Möglichkeiten und Wege gibt, das eigene Leben und die Gesundheit durch ein klein bisschen gezielte sportliche Bewegung enorm zu verbessern.

Drei Dinge die mir besonders wichtig sind und die Sie über mich wissen sollten, bevor Sie dieses Buch lesen:

1. Ich bin der festen Überzeugung, dass aufgrund der schlechten Politik unser Gesundheitssystem künftig noch viel weniger Versorgung bieten wird. Für viele Menschen aus allen Altersschichten wird eine gute medizinische Leistung zunehmend unbezahlbar werden. Nur diejenigen die möglichst früh beginnen, durch sportliche Bewegung, eine menschliche Ernährung und geistige Wechselspannung aus Förderung und Erholung etwas in ihren Körper investieren, werden künftig in Würde altern können.

Die wichtigste und l(i)ebenswerteste Altersvorsorge ist die Investition in den eigenen Körper und Geist. Solange es der Wissenschaft noch nicht gelungen ist Ersatzkörper im Supermarkt neben der Antialterungspille anzubieten, müssen wir uns täglich darauf besinnen, dass wir nur ein Leben und einen Körper haben.

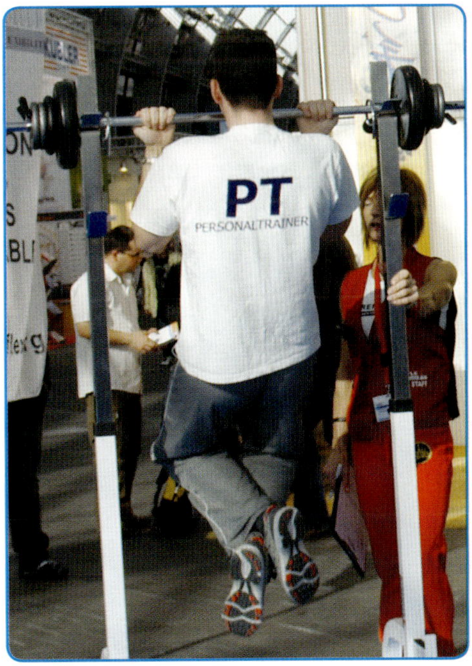

2. In den vielen sportlichen Stunden meines Lebens habe ich u. a. genug Zeit damit verbracht, meine Körpererfahrung zu schulen und Trainingsmethoden zu perfektionieren. **Ich argumentiere also nicht nur als Sportwissenschaftler oder Pädagoge aus der Theorie, sondern habe alles auch in jahrelanger Praxis mit meinen Klienten und an mir selber erfahren.** Besonders wichtig ist jedoch, dass ich kein Leistungs- und Tempojäger bin, sondern für mich der Weg bereits das Ziel ist. Höher, weiter, schneller brauchen meiner Meinung nach nur diejenigen, die in sich sonst noch keinen Weg zur Harmonie und Anerkennung gefunden haben. Wer immer nur der Schnellste und Beste sein will, der hat nicht begriffen, dass nicht nur das letzte Hemd keine Taschen hat, sondern ein Sprintweltmeister tot genauso schnell ist, wie ein toter Igel.

3. Es gibt kaum eine Ausrede, die ich in meiner Arbeit als Personaltrainer nicht schon gehört habe. Neben den erfundenen gibt es aber auch kaum ein reales körperliches oder geistiges Trainingshemmnis, dem ich in meiner fast 20-jährigen Trainererfahrungszeit nicht schon begegnet bin. Aus diesem Grund bin ich absoluter Realist, d. h., von mir dürfen Sie Tipps und Tricks erwarten, die wirklich für das reale praktische Leben geeignet sind.

Ballking® wird Ihnen ein neues tolles sportliches Gefühl geben. Mit Ballking® werden Sie sich gesund und fit halten können und Ihnen wird der Einstieg und Erhalt eines schlanken Lebens gelingen. Sie werden erleben, dass Ballking® einfach einmalig und einmalig einfach ist.

In diesem Sinne nehmen Sie die Bälle in die Hand und leben Sie Ihren Traum.

Nichts wird unmöglich!

Mit sportlichem Gruß
Christian Pohl

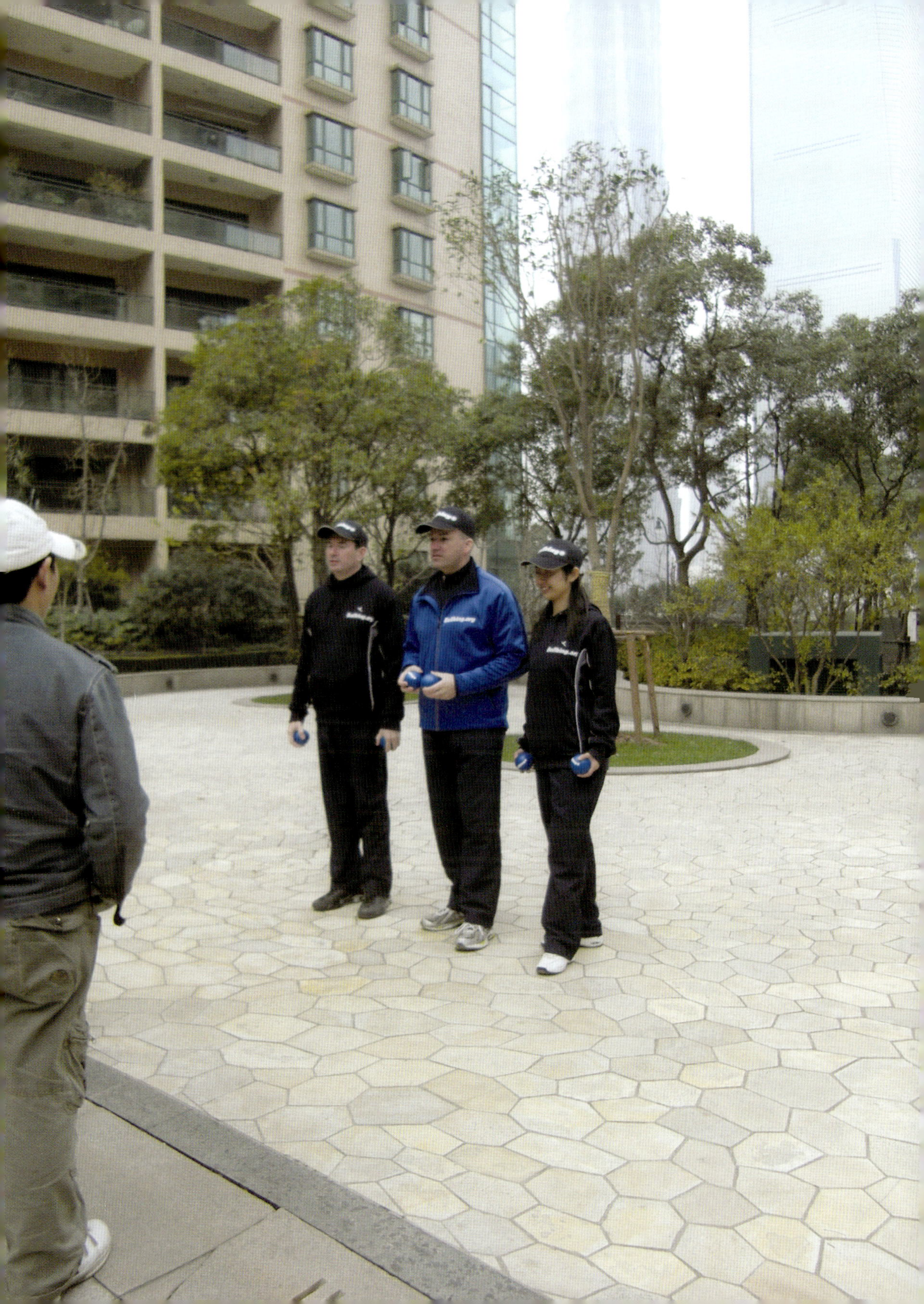

Entstehung von Ballking®

Der Name Ballking® ist eine Wortneuschöpfung aus „Ball" und „Walking".

Ballking® bassiert auf der klassischen Walkingtechnik kombiniert mit einer neuen Hand-Ball-Technik.

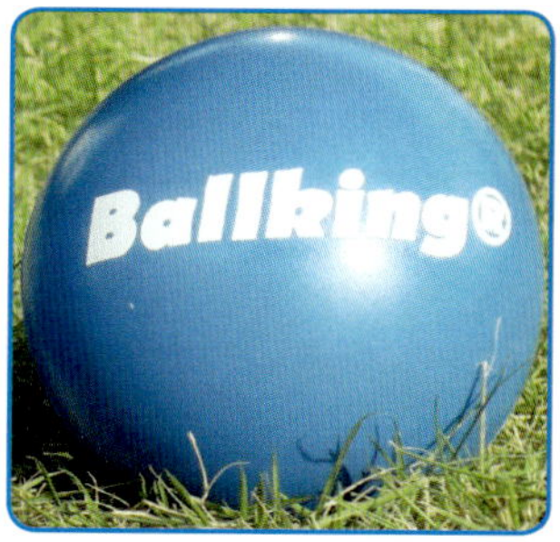

Entwickelt wurde Ballking® von dem Diplom Sportwissenschaftler und Diplom Pädagogen Christian Pohl. Der Fitnessexperte, Fachautor und Personaltrainer (www.pt-portal.eu) testete und entwickelte die Technik des Ballkings u.a. als präventiven Ausdauersport zur Unterstützung beim Abnehmen, zur Vorbeugung gegen Gelenkarthrose und Abhilfe bei Rückenschmerzen.

Als behördlich zugelassener Erste-Hilfe-Ausbilder entwickelte er ebenso die Sportunfallretterausbildung (www.sportunfallretter.de). Aus diesem Grund legte er bei der Entstehung von Ballking® ein besonderes Augenmerk auf die Vermeidung von Risiken für Sportverletzungen bzw. Sportschäden.

Christian Pohl hat zahlreichen Ausbildungen und Trainerscheine, zu ihnen zählen u.a. auch die Ausbildung zum Leichtathletiktrainer und Lehrer für Cardiofitness. Als Trainer hat er so das Laufen und Walken von der Picke auf gelernt und in über 20-jähriger Trainerpraxis zur technischen Perfektion entwickelt. Mehrfach hat er u.a. beim größten Walkingevent der Welt, den 200 Kilometer langen 4-Daagse von Nijmegen, selber teilgenommen und schon lange vor der Nordic Walking-Welle unterrichtete er in Walkingkursen.

Die Entwicklung von Ballking® begann Personaltrainer Christian Pohl Ende 2004, nachdem seine Klienten immer wieder nach einem

Outdoorangebot zur Unterstützung beim Abnehmen fragten. Zu dieser Zeit baute er das von ihm entwickelte PTSClub-Personaltraing-Studio aus. In diesem PT-Studio sollte erstmals nur ein Klient individuell von einem hauptberuflichen Fitnessexperten als Personaltrainer betreut werden. Das erste Studio eröffnete 2004. Christian Pohl war damit auch der erste Personaltrainer in Europa, der in einem PT-Studio mit der FitVibe-Medical, lange vor der Power-Platten-Welle, auf eine Betreuung durch ein originales medizinisches Vibrationstraining setzte. Mit der Eröffnung seines zentralen Personaltraining-Muster- und Ausbildungsstudios im Jahre 2005 begann Christian Pohl auch mit den ersten Tests zur Ballkingtechnik.

Dabei stand er vor der Herausforderung einen Outdoorkurs zu entwickeln, bei dem ebenso wie in der eins-zu-eins Betreuung in einer Indoor-Personaltraining-Stunde alle Teilnehmer individuell und effizient gefördert und gefordert werden sollten. Im Gegensatz zu den nahezu homogenen Aerobickursen in einem Fitnessstudio trafen bei ihm die 80-jährige Großmutter, der gestresste 35-jährige Vertriebsmanager, die 200-Kilo-Callcentermitarbeiterin, das 20-jährige Nachwuchsmodell, der von Rückenschmerzen geplagte Unternehmenschef mit Filialen quer durch Deutschland, die Morbus Chron geplagte Medizinerin mit Bluthochdruck, die 63-jährige über-

• Expertenrat •

Bei der Entwicklung von Ballking® habe ich vor allem immer die Bedürfnisse meiner Klienten im Blick gehabt. Unabhängig vom Alter habe ich festgestellt, das Walking als zu langweilig, Nordic Walking als zu kompliziert und Jogging als zu schwierig für untrainierte, übergewichtige oder ältere Einsteiger empfunden wurde.

von Christian Pohl

gewichtige Rentnerin mit Diabetes, der 40-jährige Zahnarzt mit Knieproblemen und zahlreiche weitere individuelle Menschen mit unterschiedlichsten Herausforderungen und Wünschen aufeinander.

Jogging war sportwissenschaftlich und medizinisch kontraindiziert, da es zu sehr das Herzkreislaufsystem, die Knochen und Gelenke belastet und für Anfänger, Bluthochdruckpatienten und Übergewichtige generell ungeeignet ist.

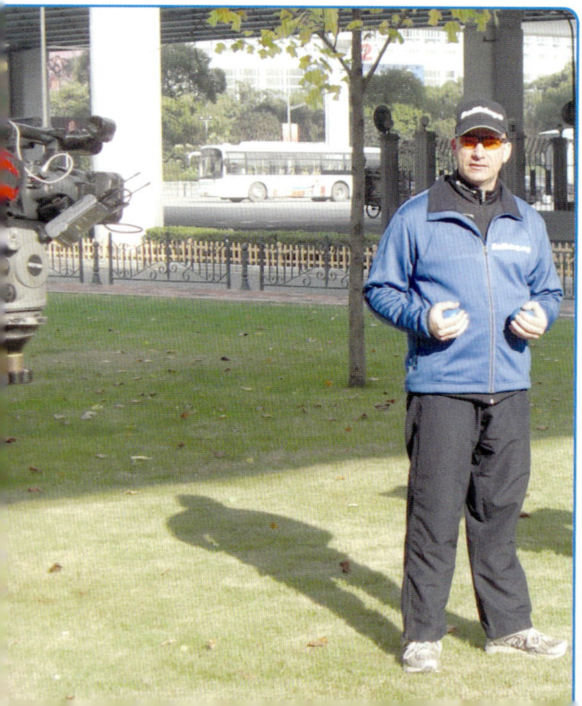

Nordic Walking lehnte die Mehrzahl der Klienten ab. Sicher wollten sie ungern teures Geld für notwendige qualitativ hochwertige Stöcker ausgeben. Noch weniger wollten Sie jedoch die lästigen und sperrigen Stöcke den ganzen Tag und quer durch die Stadt mitschleppen, um sie nachmittags bzw. abends nach der Arbeit zum Kurstreffpunkt mit dabei zu haben. Des Weiteren war den meisten auch die Technik zu kompliziert und viele hatten schon schlechte Erfahrung in Kursen gemacht, in denen sie nur um die Wette hinter den Anderen und der Kursleitung hergehechelt sind.

Im Gegensatz zur Praxis von Nordic Walking sollte in dem neuen Kurs nicht die Geschwindigkeit die Trainingsintensität erhöhen. Eine gleichmäßige und einheitliche Geschwindigkeit sollte das verbindende Element sein, um Einsteiger und Fortgeschrittene, Alt und Jung sowie Frauen und Männer gemeinsam in einer Gruppe vereinen zu können. In Walkingkursen für Fortgeschrittene benutzte Christian

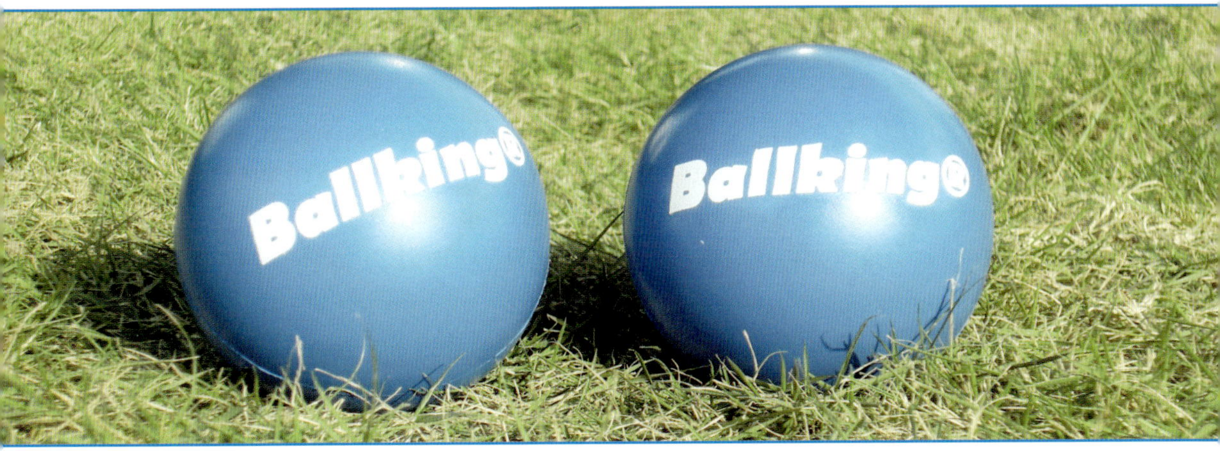

Pohl seit je her verschiedene Hilfsmittel zur Steigerung der Intensität (z.B. Fußmanschetten, Gewichtshandschuhe, Hanteln). Nach intensiver Recherche und praktischen Tests kam der Sportwissenschaftler zu dem Schluss, dass das dauerhafte Tragen von Gewichten nicht den gewünschten präventiven Zweck erfüllt. Vielmehr sollte die Intensität aus einer Bewegung kommen, die einfach aber effektiv weitere Muskeln und Gelenke schonend aktiviert und zugleich die Körperhaltung positiv beeinflusst.

Am Ende erwiesen sich kleine weiche Kompressionsbälle als optimale Lösung. So wurde durch die Verbindung aus Bällen und Walking die neue Sportart Ballking®.

Nachdem Christian Pohl die Technik in der Theorie und Praxis mit einigen ausgewählten Klienten abgerundet und getestet hat, gab es im Sommer 2005 den ersten öffentlichen Kurs. Als Kenner der Fitnessbranche hatte Christian Pohl schon oft erlebt, wie nicht nur seine Ideen in kürzester Zeit kopiert und von unqualifizierten Dritten in schlechterer Qualität massenhaft verbreitet wurden. Um dies zu verhindern, machte er sich die aufwendige und kostspielige Mühe Ballking® zu patentieren. Damit die Entwicklung und die Praxistests jedoch weiter gehen konnten, benutzte er kurzerhand für den Kurs den Tarnnamen Wogging. Seinen Woggingkurs ließ er sogar 2005 in einem mehrmonatigen Verfahren von einer der größten gesetzlichen Krankenversicherung Deutschlands zertifizieren. Ende 2005 bescheinigte ihm die DAK (Deutsche Angestelltenkankenkasse) offiziell die Zulassung seines Kurses als Präventionssport und die Bezuschussung der Kursbeiträge gemäß § 20 Abs. 1 SGB V.

Der Perfektionist wollte keine Kompromisse in der Qualität eingehen und so dauerte es weitere vier Jahre, bis Christian Pohl nicht nur Ballking® zur sportwissenschaftlichen und sportmedizinischen Perfektion entwickelte, sondern auch selber über sämtliche für die Markteinführung notwendigen Ressourcen verfügte.

So kann er durch den Eigenverlag aller Medienprodukte nicht nur alle Rechte uneingeschränkt behalten und auch künftig über die Einhaltung der hohen Qualitätsstandards wachen, sondern mit der eigenen Produktion des speziellen Ballkingzubehörs, auch die Kunden vor billigem Fitnessramsch schützen.

Von Pilates bis Nordic Walking darf jeder diese Kurse ohne Ausbildung, Prüfung oder Genehmigung anbieten und Ihnen jeden beliebigen Schnickschnack als Zubehör verkaufen. **Ballking® ist geschützt und so ist von der Qualifikation und Ausbildung der Trainer, über die Ballkingbälle, bis zum Kursablauf und den bundeseinheitlichen Kurskosten alles genau festgelegt.** Nur wer geprüft wurde und eine offizielle Lizenz verliehen bekommen hat, die persönlich von Christian Pohl unterzeichnet und unter www.ballking.org eingetragen ist, darf Ballking® nutzen und anbieten (Anhang).

Wenn Sie heute also irgendwo an einem Ballkingkurs teilnehmen oder Ballkingbälle bzw. Trainingszubehör kaufen möchten, können Sie 100-prozentig sicher sein, dass Sie nur das von Christian Pohl entwickelte Original bekommen werden.

Ballking® ist eben nicht nur einmalig einfach, sondern auch wirklich einfach einmalig!

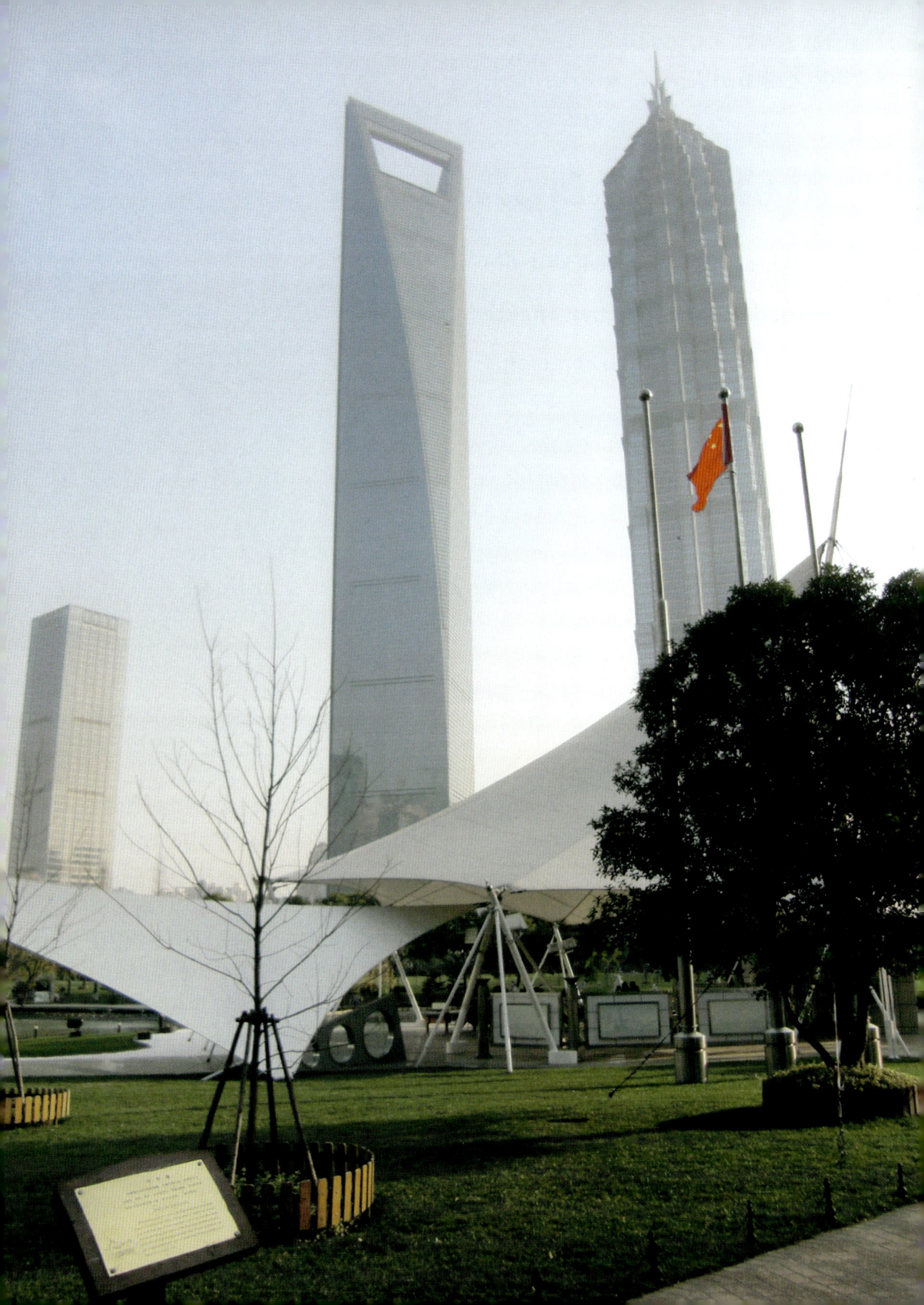

Ziele des Ballking®

Ballking® wurde entwickelt um besonders viele positive Effekte für die Gesundheit zu vereinen.

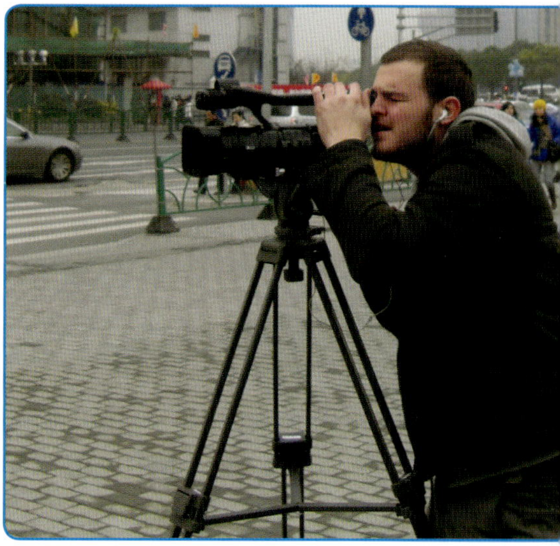

Dabei entstand ein neuer Volkssport der folgende Ziele erreicht:

1. Steigerung der Fettverbrennung
2. Muskelkraft statt Geschwindigkeit
3. Schonen von Gelenken und Rücken
4. Förderung der Koordination
5. Vorbeugen von Arthrose in den Händen
6. Einfache Technik
7. Günstiges Zubehör
8. Viele Variationsmöglichkeiten

• Expertenrat •

Aus sportwissenschaftlicher Sicht ist Ballking eine absolut sanfte In- und Outdoorausdauersportart, die mit einfacher Bewegung für Knochen und Gelenke effektiv das Herzkreislaufsystem unterstützt und besonders geeignet für eine dauerhafte Fitness- und Gewichtsregulation ist.

von Christian Pohl

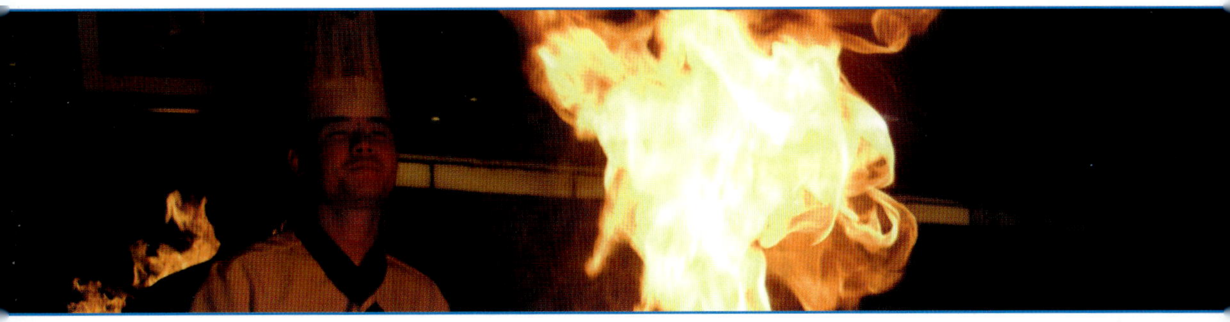

1. Steigerung der Fettverbrennung

Der Körper benötigt nicht nur für seine Bewegung, sondern auch für das bloße Dasein jede Menge Energie. Diese Energie erzeugt er u. a. durch das Verstoffwechseln von Nahrung. Es gibt zwei verschiedene biochemische Reaktionswege, auf die er dabei zurückgreift, aerob, d. h., mit Sauerstoff oder anaerob, d. h., ohne Sauerstoff.

Als Fettverbrennung wird umgangssprachlich die Energiebereitstellung durch Verstoffwechselung von Körper- oder Nahrungsfetten unter Reaktion mit Sauerstoff verstanden.

Es ist ein verbreiteter Irrglaube, dass Fettverbrennung erst nach einer halben Stunde Bewegung beginnt. Je nach Trainings- und Ernährungszustand des Körpers kann der Körper schon ab der ersten Minute Fett als Energieträger verstoffwechseln.

Beim Ballking® wird eine dreifache Steigerung der Fettverbrennung beabsichtigt:

I. Durch die andauernde aerobe Ausdauerleistung während des Ballkings wird direkt Energie verbraucht.

II. In Verbindung mit der Ernährung wird nach dem Training ein so genanntes „Nachbrennen" erzeugt.

III. Ballking® trägt besonders zum Muskelerhalt bzw. -wachstum bei und erhält bzw. erhöht damit den täglichen Energieverbrauch des Körpers.

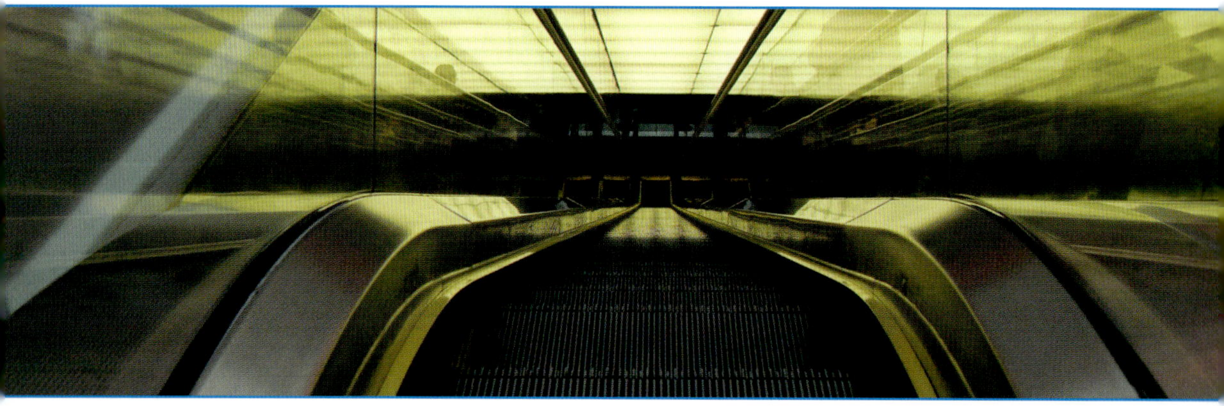

2. Muskelkraft statt Geschwindigkeit

Soll ein bestimmtes Ziel für den Körper erreicht werden, ist es wichtig zu wissen, welche Bewegungsform und das dazugehörige Training näher an dieses Ziel führt.

Menschliche Bewegungen sind komplexe Abläufe. So ist auch die Durchführung jeglicher Bewegungs- bzw. Sportart eine anspruchsvolle Herausforderung. Da es zahlreiche verschiedene Bewegungsformen und Trainingsziele gibt, sind auch die Trainingswege und Methoden sehr vielfältig.

Im sportlichen Training werden dem Körper verschiedene grundmotorische Fähigkeiten abverlangt, diese sind Beweglichkeit, Koordination, Kraft, Schnelligkeit und Ausdauer.

Aus diesen einzelnen motorischen Grundfertigkeiten gibt es eine Reihe von Mischformen, z. B., Kraftausdauer (Rudern, Schwimmen) oder Schnellkraft (Hochsprung, Sprint).

Wer also z. B. abnehmen möchte, der kann nicht per se jede beliebige Sportart auswählen. So wäre Yoga sicher nicht die richtige Wahl, da dies vor allem neben der Koordination die Beweglichkeit fördert.

Ballking® soll als aerobe Ausdauersportarten besonders lang anhaltend die Fettverbrennung ankurbeln. Ebenso soll Ballking® zur Steigerung des Muskelwachstums beitragen und das Herzkreislaufsystem bis in die Kapillare der Extremitäten stärken.

Um diese Trainingsziele zu erreichen, ist es erforderlich, dass die Muskeln tiefgreifend und dauerhaft ohne Überlastung aktiviert werden. Da bei zunehmender Geschwindigkeit die Energiegewinnung in den anaeroben Bereich umschlagen würde und die Muskeln im Läuferjargon „übersäuern" und „dichtmachen" würden, wird beim Ballking® statt aufs Tempo auf den Ball gedrückt.

Neben den sportwissenschaftlichen Aspekten soll durch die muskelregulierte Intensitätssteuerung auch gewährleistet werden, dass in einer Gruppe die individuellen Leistungspotenziale der Teilnehmer optimal gefördert werden.

In sportpsychologischer Hinsicht sollen zusätzlich durch den geminderten Geschwindigkeitsdruck und einer integrativen Gruppenleistung positive Effekte für den Geist erzielt werden, z.B. zum Stressabbau, Überwindung sozialer Kontakthemmnisse und Stärkung des Selbstbewusstseins.

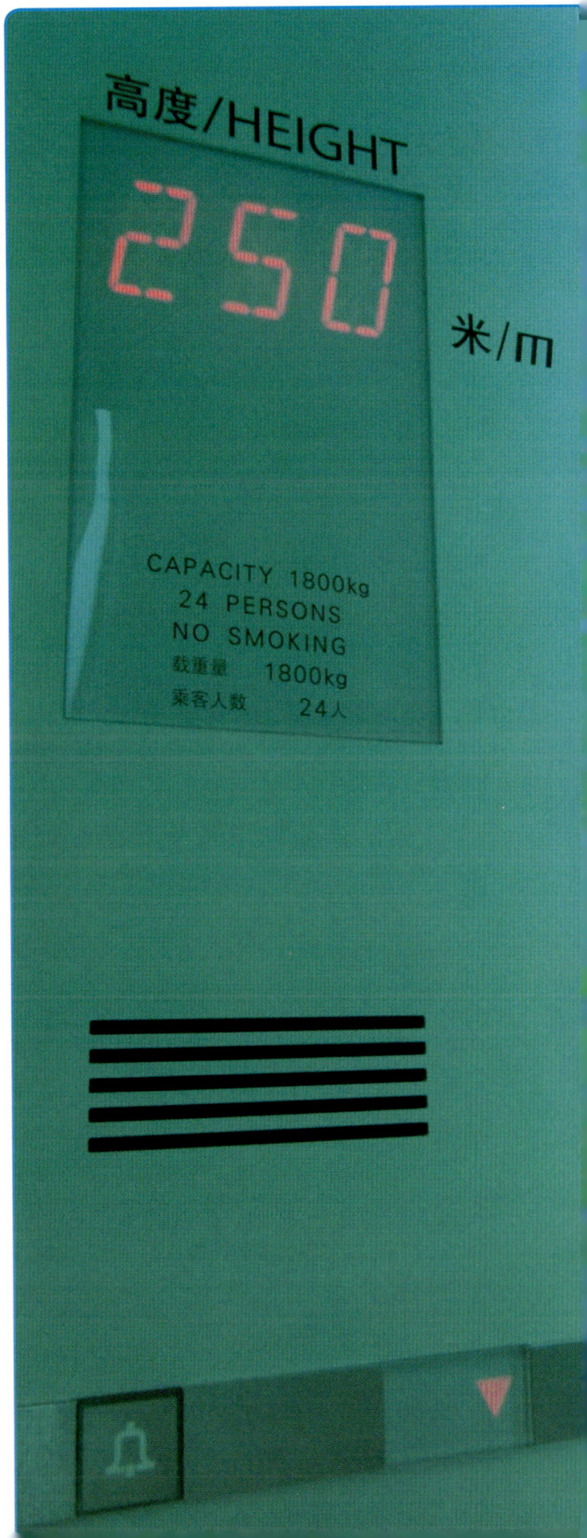

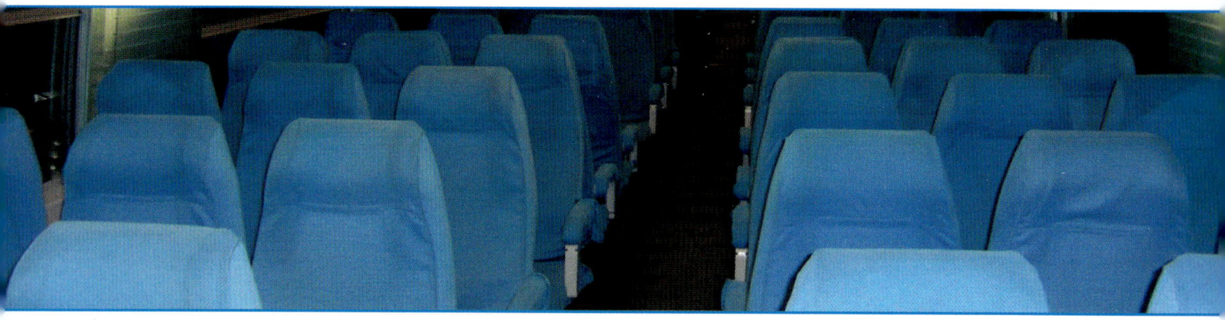

3. Schonen von Gelenken und Rücken

Einige Ausdauersportarten, z.B. Jogging oder Nordic Walking, sind für Einsteiger, Menschen mit Gelenkvorschädigungen, stark übergewichtige oder ältere Menschen sehr gefährlich.

Ballking® setzt durch seine besondere Gangtechnik im Bereich der Knie, Füße und Hüfte auf einen absolut sanften Trainingsreiz ohne den Körper zu über- bzw. zu unterfordern. Während beim Joggen das drei- bis vierfache Körpergewicht mit jedem Schritt auf die Gelenke prallt, ist es beim Ballking nur das ein- bis eineinhalbfache Gewicht. Aus sportmedizinischer Sicht ist Ballking® damit neben der Prävention auch zur Rehabilitation von Gelenkerkrankungen geeignet, wenn von ärztlicher Seite Bewegung verordnet wurde.

Mit Ballking® sind Schädigungen der Schultern und Ellenbogen ausgeschlossen. Es gibt weder Druckbelastungen oder Bewegungen gegen die natürlichen Gelenkachsen.

Durch die spezielle Armtechnik beim Ballking® werden auch der Schulter-, Nacken- und Rückenbereich schonend und dennoch absolut effektiv aktiviert. Dies kann häufig vorkommende Verspannung und die daraus entstandenen Rücken- und Kopfschmerzen auflösen. Im Gegensatz zu den häufig schleifenden Nordic Walking-Stöcken, die zur Körperfehlhaltung führen, aus der langfristig meist noch mehr dauerhaften Schmerzen entstehen, ist beim Ballking® die Armbewegung so einfach, dass nur positive Trainingseffekte für die Schultergelenke und Rücken erzielt werden.

4. Förderung der Koordination

In einer Zeit in der Menschen mehr durchs Leben fahren als zu laufen und Schuhe mehr zum Modeaccessoires degradiert werden, geraten zunehmend viele grundlegenden koordinativen Bewegungsmuster einer richtigen Gang- und Lauftechnik in Vergessenheit. Die Gangleistung, die besonders auch vielen Deutschen in der Zeit während und nach dem Krieg sinnbildlich das Überleben sichert, wäre heute für die meisten Menschen aufgrund ihrer durch schlechtes Schuhwerk und Fehlbelastungen degenerierten Füße kaum mehr möglich.

Ballking® hat zum Ziel die natürliche Gangart zu schulen und darüber hinaus das Gehirn zu fördern. Neben einer fehlenden Gangtechnik mangelt es bei vielen Menschen auch an der Fähigkeit den Rest des Körpers bewusst und zielgerichtet zu bewegen. Der Passgang, d.h., Menschen die Arme und Beine beim Gehen zum Gleichgewichtsausgleich nicht über Kreuz bewegen können, ist nur ein harmloses, verbreitetes Beispiel.

In dem die Gangtechnik mit einer rhythmischen Arm und feinmotorischen Hand- bzw. Fingerarbeit kombiniert wurde, ist Ballking® grundlegend geeignet, die Koordination zu fördern.

• Expertenrat •

Ballking ist für ältere Menschen ein optimaler Sport, denn Ballking erhöht durch gezieltes Bein-, Arm- und Handtraining die Gang- bzw. Griffsicherheit und schützt so vor Sturzverletzungen.

von Christian Pohl

Für alle Menschen im Schul- bzw. Berufsalter ist Ballking® hervorragend geeignet, um in einer Welt mit zunehmender technischer Miniaturisierung, Touchpads und Computertastaturen die dazu erforderliche feinmotorische Bewegungskoordination zu erhalten bzw. zu fördern.

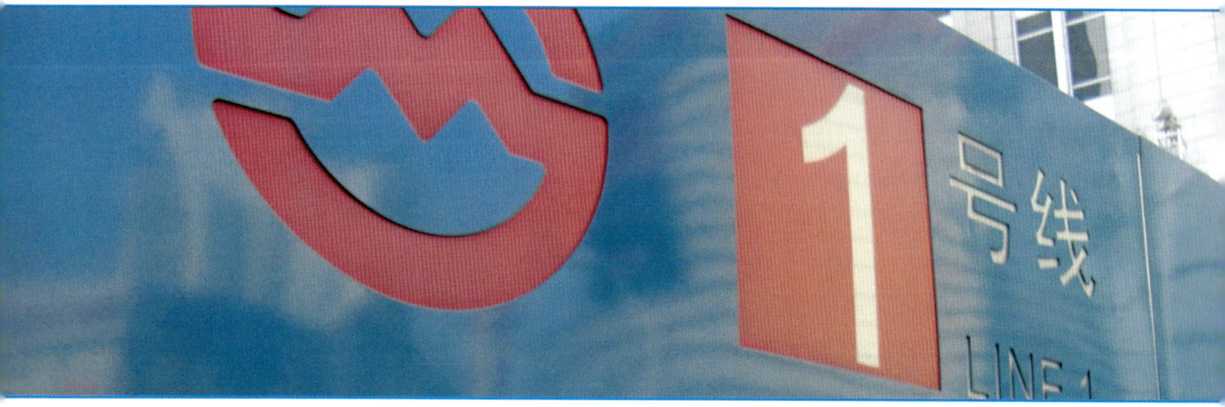

5. Vorbeugen von Arthrose in den Händen

Während in früheren Jahren die Arthrose in den Händen bzw. Fingern vor allem ein Thema für ältere Menschen war, gibt es heute aufgrund zunehmender Computerschreibarbeit auch mehr junge Menschen mit diesem Krankheitsbild.

Im Gegensatz zum Nordic Walking, wo der Klammergriff leider ein häufiger Praxisfehler ist, der zu Blutstauungen und schweren Komplikationen in den Händen und Fingern führen kann, ist die Ballkingtechnik grundlegend darauf ausgerichtet dieses Problem zu vermeiden. Ballking® fördert durch die unrhythmische willkürliche sanfte Kompression der Bälle in den Händen sehr stark die Durchblutung bis in die Fingerspitzen. Besonders wird dies im Winter deutlich, wo dank der Ballarbeit die Hände der Ballker auch ohne Handschuhe warm und weich sind, während die Finger der Nordic Walker oft schon nach kurzer Zeit kalt und spröde werden.

Ballking® fördert durch die Bewegung nicht nur die Durchblutung, sondern regt auch zur Produktion wichtiger Synovialflüssigkeit (Gelenkschmiere) an.

Ebenso wird durch das sanfte und gezielte Muskeltraining der Finger-, Hand- und Unterarmmuskulatur Sehnenscheidenentzündungen vorgebeugt.

6. Einfache Technik

Ballking® ist eine Sportart, deren Zugang besonders durch eine einfache und klar strukturierte Technik erleichtert wird. **So ist die Technik in zehn Bausteine unterteilt, die einzelnd erlernt und zusammengefügt werden können.**

Bei der Entwicklung der Technik und deren Methodik und Didaktik hat der Erfinder Christian Pohl, der nicht nur Diplom Sportwissenschaftler mit Psychologiestudium im Nebenfach, sondern u. a. auch Diplom Pädagoge in der Fachrichtung Erwachsenenbildung ist, besonders darauf gezielt, dass es durch möglichst einfache Eingriffe seitens des Trainers möglich ist, die Knotenpunkte der Bewegung für die Teilnehmer sichtbar zu machen und zu dessen Überwindung zu verhelfen.

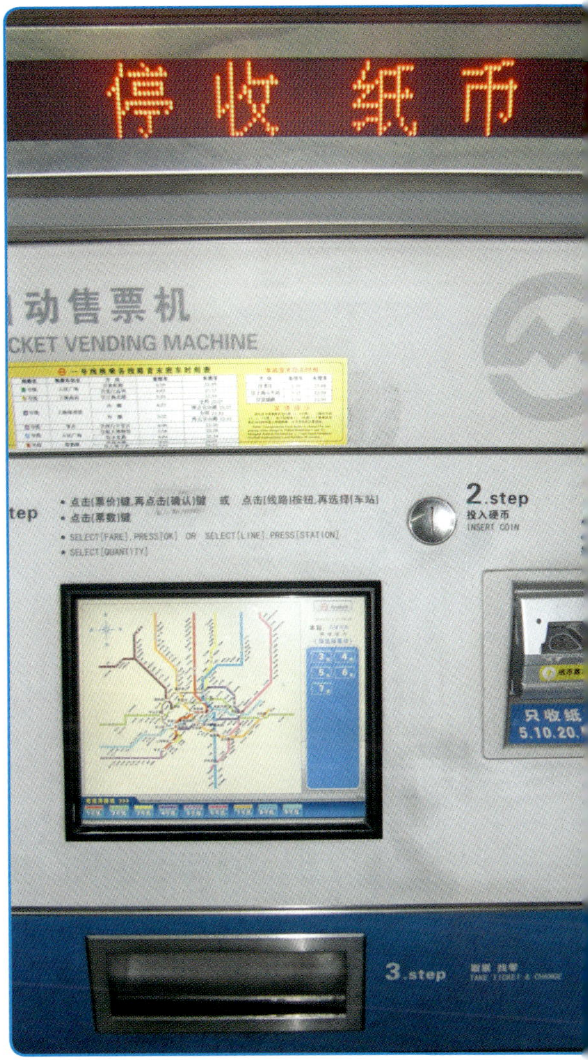

Durch die basale und deutsche Bezeichnung der Einzelschritte und der Verzicht auf komplizierte Gerätschaften wird die Technik dem Ballkingmotto gerecht, das da lautet: **Ballking® ist einfach einmalig und einmalig einfach!**

Damit erfüllt Ballking® auch besonders den Präventionsgedanken, da es nicht nur ein Sport für nahezu jeden Menschen ist, sondern nach Teilnahme an einem Einsteigerkurs auch alleine weiter betrieben werden kann.

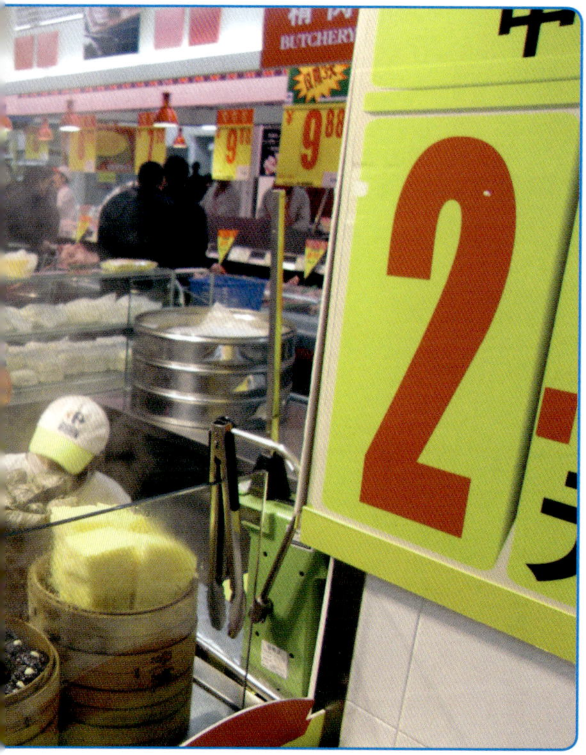

7. Günstiges Zubehör

Für Ballking® bedarf es, neben einer qualitativen sportlichen Grundbekleidung, die für jeden Sport vorhanden sein sollte, am Anfang nur der speziellen Kompressionsbälle. Diese sind in den Sets zum Buch bzw. zur DVD sogar schon enthalten und die Kosten in der späteren Ersatzbeschaffung liegen deutlich unter Nordic Walking-Stöcken.

Ballking® kann sich wirklich jeder leisten. Denn wie heißt es so schön: Gutes muss nicht immer teuer sein!

8. Viele Variationsmöglichkeiten

Ballking® bietet unglaubliche Variationsmöglichkeiten. **So kann Ballking® nicht nur im Freien, sondern auch auf jedem normalen Laufband durchgeführt werden.**

Auch die zehn Technikbausteine bieten viel Raum für die Kursleiter.

Nahezu in jeder Stunde und für jeden Teilnehmer kann das Beste aus dem Körper herausgekitzelt werden. In sportwissenschaftlicher Hinsicht bieten diese Möglichkeiten die Gewähr für eine optimale Trainingssteigerung. Selbst Anfänger können beim Ballking® schon nach kurzer Zeit durch kleine Änderung der Muskelbetonung oder durch Verwendung von Spezialerweiterungsbällen, für Abwechslung und veränderte Trainingsreize sorgen.

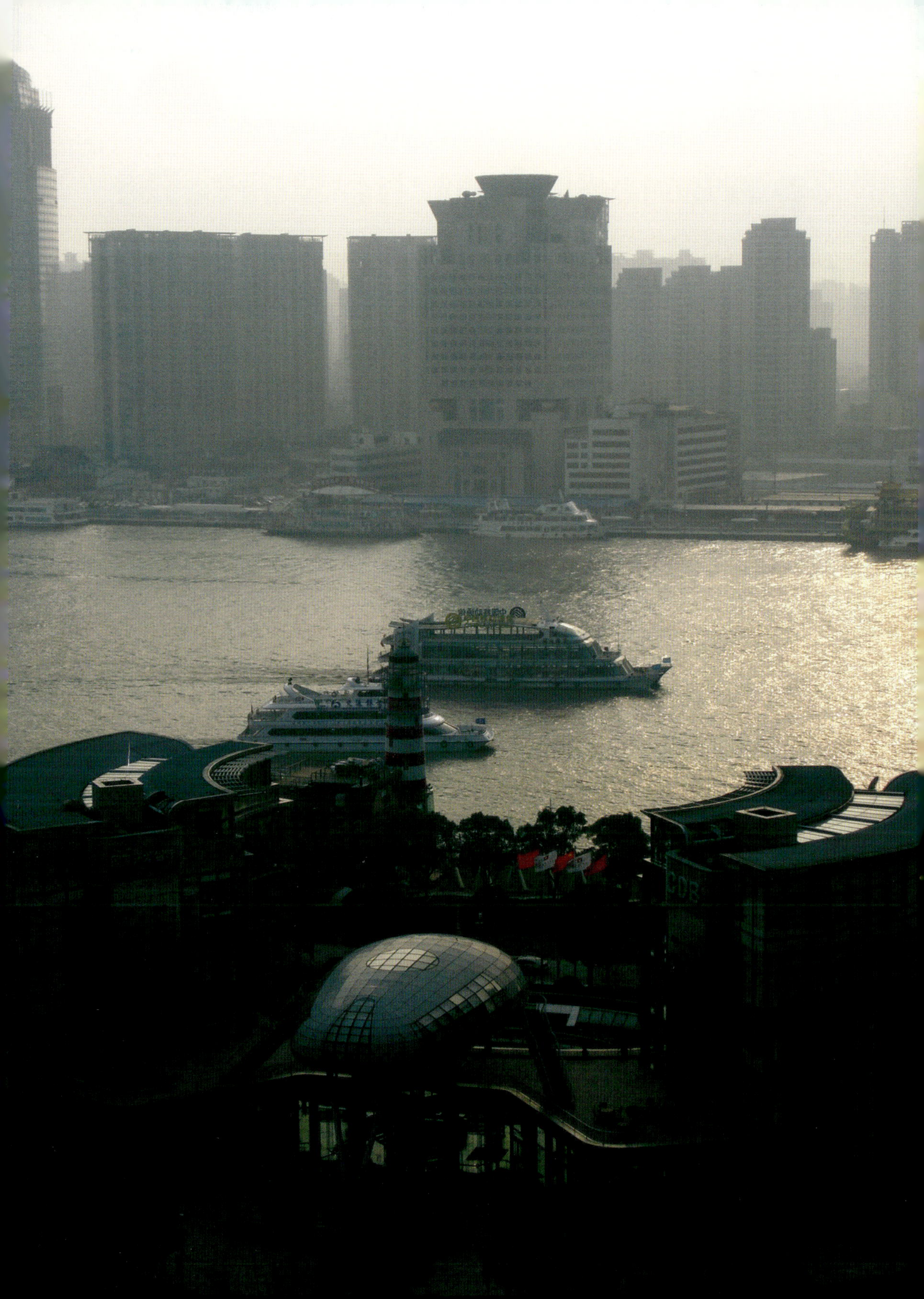

Sportmedizinische Vorteile

Es gibt zahlreiche positive sportmedizinische Gründe, die für Ballking® als besonders geeignete Ausdauersportart sprechen:

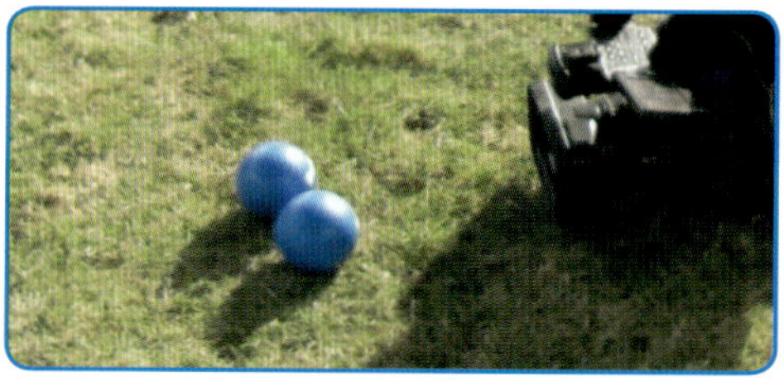

1. **Dauerhaftes Abnehmen**
2. **Bluthochdruck**
3. **Diabetes**
4. **Rückenschmerzen**
5. **Osteoporose**
6. **Cellulite**
7. **Immunsystem**
8. **Stressabbau**

1. Dauerhaftes Abnehmen

Es ist allgemein unbestritten, dass ein dauerhafter Abnehmerfolg nur möglich ist, wenn die Energiebilanz des Körpers zwischen Kalorienaufnahme und dem Kalorienverbrauch ausgeglichen ist.

Umgangssprachlich bedeutet dies, es darf nur so viel gegessen werden, wie an Bewegung auch wieder verbrannt wird. Natürlich gibt es genauso wenig Verbrennung, wie es Schlacke im Körper gibt und auch wenn es viele enttäuschen wird, wer seine Kalorienaufnahme auf null setzt (z. B. beim Fasten) wird nicht dauerhaft abnehmen.

Bewegung ist der Schlüssel zum dauerhaften Erhalt eines gesunden und schlanken Körpers. Dabei ist Bewegung jedoch nicht gleich Bewegung. Es gibt sogar viele Wettkampfsportarten, die gänzlich ohne Bewegung auskommen, z. B. Pfahlsitzen, oder in denen es im Gegenteil zur erhöhten Kalorienaufnahme kommt, z. B. Hot-Dog-

Wettessen. So sehr Ihnen diese Beispiele als übertrieben erscheinen, so sehr wird Sie sicher die folgende Tabelle überraschen.

Hinweis zur Tabelle: Die Wochen wurden mit mit je zwei Trainingseinheiten gerechnet. Alle Angaben wurden gerundete.

Wie lange müssen Sie trainieren, um ein Kilogramm Körperfett (ca. 7.000 Kilokalorien) zu verlieren?

Tätigkeit	Mann mit 70 Kilo		Frau mit 70 Kilo	
	Stunden	Wochen	Stunden	Wochen
Joggen mittel	10	5	11	6
Inlineskaten	14	7	16	8
Ballking®	**15**	**8**	**17**	**9**
Schwimmen normal	17	8	19	9
Radfahren normal	17	8	19	9
Nordic Walking	17	8	19	9
Walking	20	10	22	11
Aerobic (BBP)	20	10	22	11
Fahrradergometer leicht	18	9	20	10
Fahrradergometer ohne Widerstand	33	17	37	19
Tanzen	33	17	37	19
Spazieren gehen	33	17	37	19
Yoga	40	20	44	22
Stehen	67	33	74	37
Sitzen	77	38	85	43
Liegen	100	50	111	56

Eine Frau mit einem Gewicht von 70 Kilo müsste also 11 Wochen lang je zweimal pro Woche einen Bauch-Beine-Po-Aerobic-Kurs besuchen, um ein Kilogramm Körperfett abzubauen.

Dabei wird allerdings nicht berücksichtigt, ob diese Frau sich zur Belohnung für das Training vielleicht etwas Leckeres gönnt.

Es reichen schon ein Schokoriegel am Abend, ein halber Liter Apfelschorle und eine Banane vor dem Training, um die abtrainierten Kalorien gleich wieder im Körper zu haben. Es könnte auch sehr wahrscheinlich sein, dass die Frau sich sowieso falsch ernährt und daher nicht abnimmt, sondern in dem viertel Jahr nur etwas weniger dick wird.

• Expertenrat •

Abnehmen ist nur als Zusammenspiel aus Bewegung und richtiger menschlicher Ernährung möglich. Nur mehr Sport oder nur weniger Essen helfen nicht, denn wenig Essen macht dick und zu viel Sport bei schlechter Ernährung krank.

von Christian Pohl

Wenn Sie genau wissen möchten, wie viel Sie mit einer Sportart an Kalorien verlieren, können Sie dies relativ einfach selber berechnen.

Zur Berechnung benötigen Sie lediglich Ihr Körpergewicht und den MET-Faktor der Sportart.

MET ist die englische Abkürzung des Begriffes Metabolic Equivalent of Task. Der Medizinprofessor Dr. William Haskell von der Stanford University schuf MET als Einheit, mit der in der Forschung körperliche Aktivitäten standardisiert verglichen werden können. Seither wird das von ihm entwickelte Compendium of physical activities weltweit genutzt.

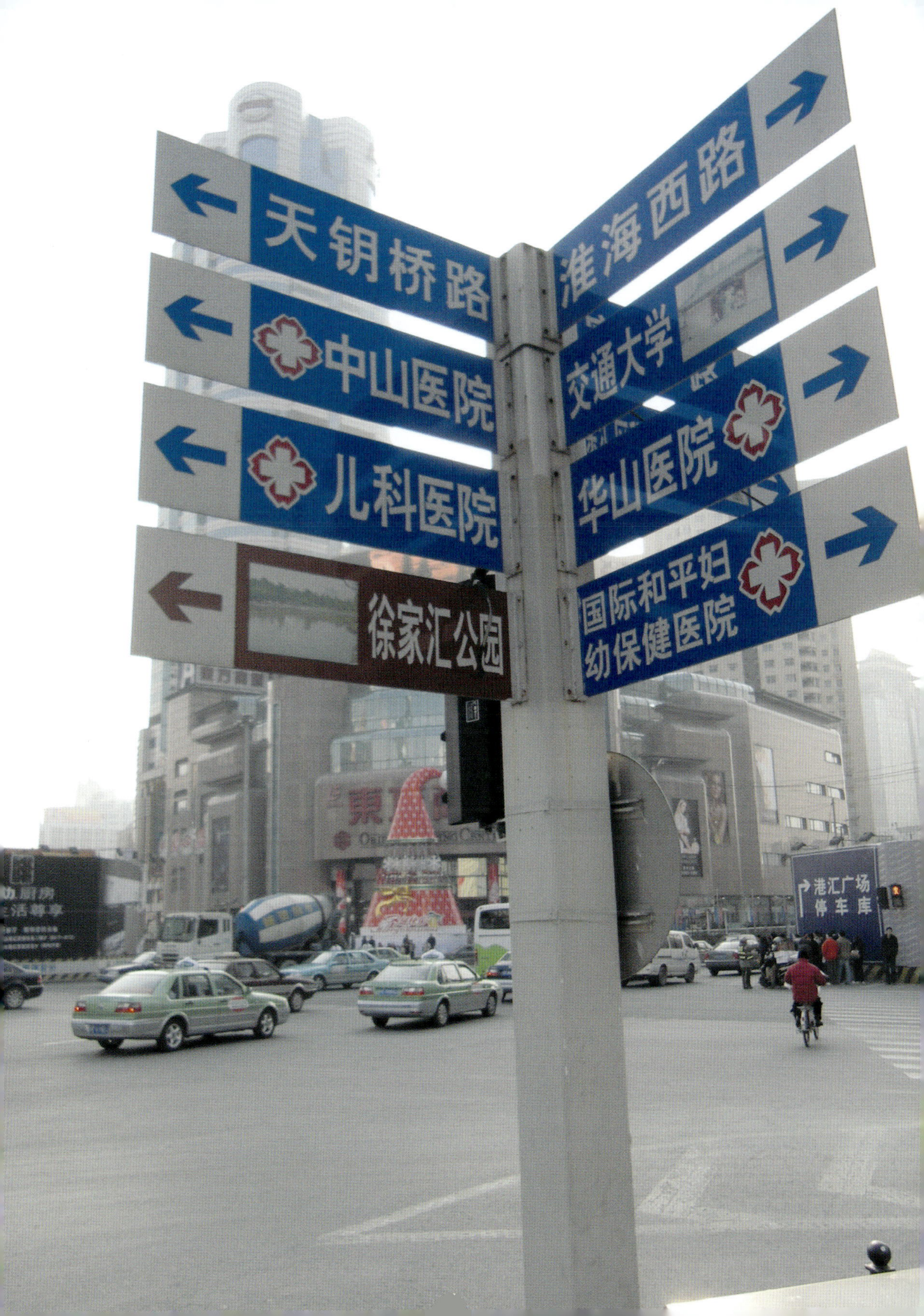
天钥桥路
中山医院
儿科医院
徐家汇公园
淮海西路
交通大学
华山医院
国际和平妇幼保健医院
港汇广场
停车库

Mit Hilfe der MET-Einheiten lässt sich eine individuelle Aussage für eine Person treffen, wie viel Energie sie bei einer bestimmten Bewegung mehr in Relation zur Ruheposition (Liegen) verbraucht.

Ein MET entspricht einem Kalorienverbrauch von einer Kilokalorie je Kilogramm Körpergewicht pro Stunde.

Beispielrechnung Mann:
Anton wiegt 70 Kilogramm.

Wenn Anton im Bett liegt, dann beträgt sein MET-Wert 1, d.h., er verbraucht 70 kcal pro Stunde.

Rechnung:
1 MET= 1 kcal/kg/Std und 1 kcal x 70 (für sein Gewicht) = 70 kcal/Std.

Wenn Anton Aerobic macht, dann beträgt sein MET-Wert 5, d.h., er verbraucht 350 kcal pro Stunde.

Rechnung:
5 MET= 5 kcal/kg/Std und 5 kcal x 70 (für sein Gewicht) = 350 kcal/Std.

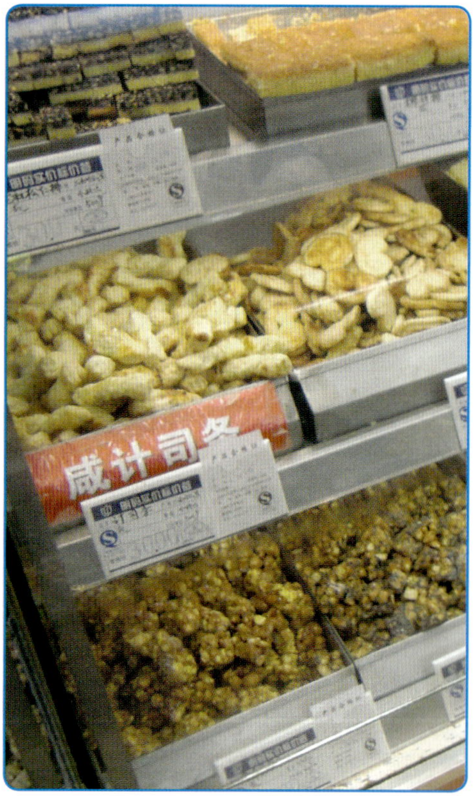

Bei der Frau gibt es noch eine Besonderheit. Im Durchschnitt hat eine Frau ca. 17 Prozent weniger Muskelgehalt als Männer.

Muskeln sind die wesentlichen Energieverbraucher im Körper. **Aus diesem Grund verbraucht eine Frau bei gleicher Bewegung und Intensität weniger Kalorien als Männer.**

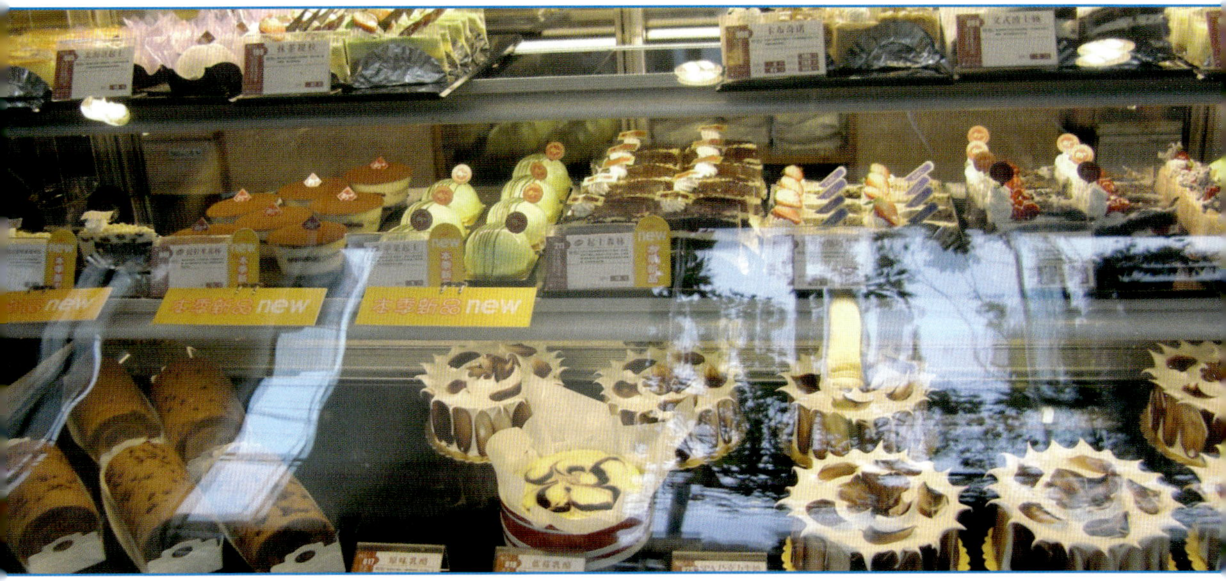

In der Berechnung der MET-Einheiten wurde bei Männern ein Sauerstoffumsatz von 3,5 Milliliter pro Kilogramm Körpergewicht pro Minute und bei Frauen ein Wert von 3,15 ml/kg/min zugrunde gelegt.

Dies bedeutet, dass Frauen einen 10 Prozent geringeren Sauerstoffumsatz erzielten, was wiederum auf die Berechnung des Energieverbrauches übertragen wurde.

Frauen verbrauchen nach dieser Definition also 10 Prozent weniger Kalorien für die gleiche sportliche Bewegung als Männer.

Beispielrechnung Frau:
Berta wiegt 70 Kilogramm.

Wenn Berta im Bett liegt, dann beträgt ihr MET-Wert 1, d.h., sie verbraucht 63 kcal pro Stunde.

Rechnung:
1 MET= 1 kcal/kg/Std und 1 kcal x 70 (Gewicht) - 10 % = 63 kcal/Std.

Wenn Berta Aerobic macht, dann beträgt ihr MET-Wert 5, d.h., sie verbraucht 315 kcal pro Stunde.

Rechnung:
5 MET= 5 kcal/kg/Std und 5 kcal x 70 (Gewicht) - 10 % = 315 kcal/Std.

MET-Werte für verschiedene Sportarten

Tätigkeit	MET	Tempo	Leistung	Mann	Frau
Joggen mittel	10,00	10 km/h	6:00 min.	700	630
Inlineskaten	7,00	15 km/h	4:00 min.	490	441
Ballking®	**6,50**	**6 km/h**	**10:00 min.**	**455**	**410**
Schwimmen normal	6,00	1,2 km/h	50:00 min.	420	378
Radfahren normal	6,00	12 km/h	5:00 min.	420	378
Nordic Walking	6,00	6 km/h	10:00 min.	420	378
Walking	5,00	5 km/h	12:00 min.	350	315
Aerobic (BBP)	5,00	Low Imp.		350	315
Fahrradergometer leicht	5,50	100 Watt	80 U/min. (RPM)	385	347
Fahrradergometer ohne Widerstand	3,00	50 Watt	80 U/min. (RPM)	210	189
Tanzen	3,00	-	-	210	189
Spazieren gehen	3,00	3 km/h	20:00 min.	210	189
Yoga	2,50	-	-	175	158
Stehen	1,50	-	-	105	95
Sitzen	1,30	-	-	91	82
Liegen	1,00	-	-	70	63

Hinweis zur Tabelle: Die Angaben sind auf eine Person mit einem Körpergewicht von 70 Kilo bezogen.

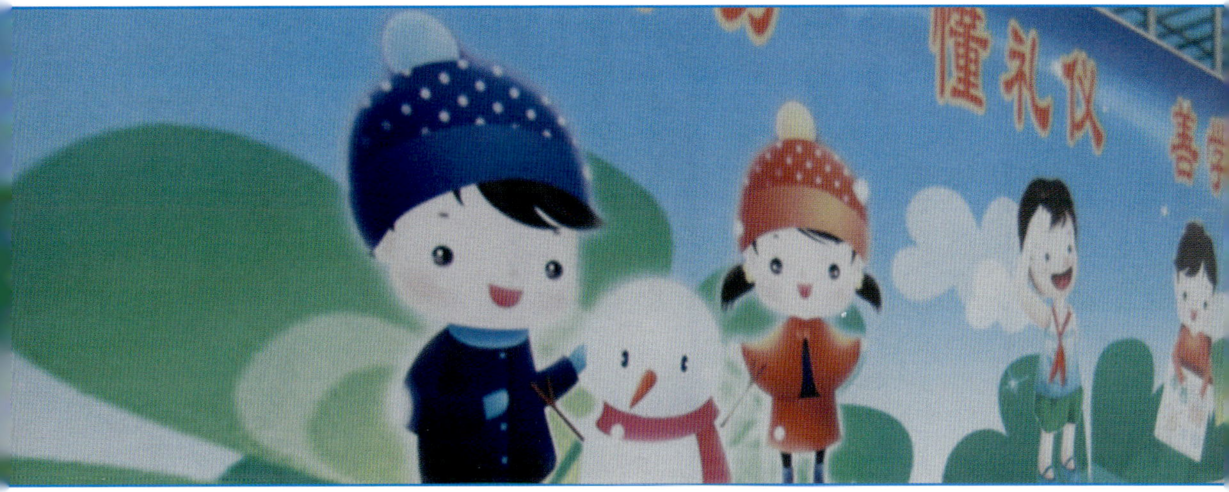

In der Tabelle finden Sie verschiedene MET-Werte.

Zur besseren Einordnung ist auch die Leistung (Tempo) mit angegeben.

Um den höchsten Kalorienverbrauch in der Tabelle (Joggen mittel) zu erreichen, müssten Sie also in einer Stunde 10 Kilometer weit laufen, dann würden Sie den MET-Wert 10 erreichen.

• Fazit •

Aus sportwissenschaftlicher Sicht bietet Ballking in der Abwägung zwischen minimaler Körperbelastung und maximalen Trainingseffekt eine optimale Lösung.

Inlineskaten und Joggen bieten zwar noch mehr Kalorienverbrauch, doch steigen hier neben den technischen Anforderungen auch die Risiken und Belastungen für den Körper um ein Vielfaches.

• Dauerhaftes Abnehmen •

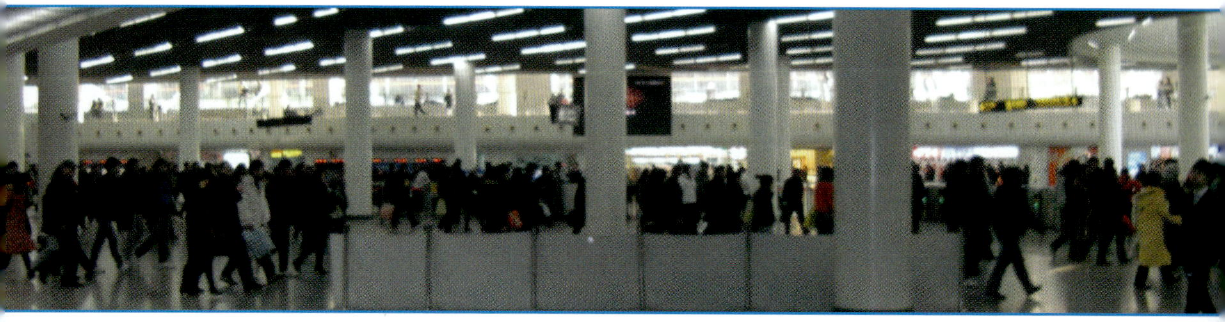

2. Bluthochdruck

Unentdeckter oder über lange Zeit unbehandelter Bluthochdruck bedeutet ein tägliches Würfelspiel zwischen Leben und Tod.

Entgegen der allgemeinen Erwartung ist es nicht nur der Herzinfarkt oder Hirnschlag, der bei Bluthochdruck die einzige Todesgefahr birgt. Ein ständiger zu hoher Druck in den Leitungen (Blutbahnen) belastet nicht nur die Pumpe (Herz), sondern auch die daran angeschlossenen Organe. Vor allem wird die Niere übermäßig belastet.

Die Niere hat verschiedene lebenswichtige Funktionen, von der allgemeinen oft nur die Reinigungsfunktion bekannt ist. Eine weitere oft nur Medizinern bekannte Funktion birgt aber das wahre Problem und Todesrisiko. In der Niere werden verschiedene Hormone gebildet, die wiederum wesentliche Steuerungsfunktionen haben. So wird neben Hormonen zur Steuerung des Knochenstoffwechsels, der bei Mängeln u.a. zu Osteoporose führen kann, auch ein Hormon zur Steuerung des Blutdruckes ausgeschüttet.

Eine Störung der Niere durch zu hohen Blutdruck wirkt wie in einem Kreislauf direkt wieder auf den Blutdruck ein, der dann noch mehr steigt. Wird nicht rechtzeitig eingegriffen dreht sich die Schreckensspirale weiter und am Ende steht im schlimmsten Fall der Ausfall der Niere. Was folgt ist entweder eine Nierentransplantation oder ein langer Tod auf Raten, d.h., die Dialyse.

Wann beginnt Bluthochdruck?

Gemäß der Definition der Weltgesundheitsorganisation (WHO) beginnt die Hypertonie bei einem dauerhaften systolischen Blutdruck höher als 140 mmHg oder einem diastolischen Blutdruck größer als 90 mmHg.

Eine der ersten Maßnahmen bei Hypertonikern, nach einem eventuellen unvermeidlichen medikamentösen Eingriff, ist die Verordnung von Ausdauersport zur Verbesserung des Herzkreislaufsystems.

Aus medizinischer Sicht kann und soll grundsätzlich auch ein Hypertoniker Sport treiben, wenn keine weiteren Erkrankungen, z. B. akute Entzündungen des Herzens oder Niere, vorliegen.

Diese Entscheidung darf grundsätzlich aber nur in enger Abstimmung mit dem behandelnden Cardiologen getroffen werden. Der Cardiologe ist es auch, der bei einer medikamentösen Veränderung des

• Expertenrat •

„Als Sportwissenschaftler rate ich dringend von der Verwendung allgemeiner Faustformeln zur Pulsberechnung ab. Die oft zitierten Formeln, in denen von einer beliebig gesetzten maximalen Herzfrequenz lediglich das Lebensalter abgezogen wird, sind besonders für Menschen mit Herzkreislaufschwächen ein russisches Roulettespiel.

Einzig mit Hilfe einer überwachten Leistungsdiagnostik, z. B. bei einem Belastungs-EKG, kann der individuelle Trainingspulsbereich und der überlebenswichtige Maximalpuls ermittelt werden.

Selbst wenn eine solche Untersuchung als private Leistung je nach Arzt 25 - 100 Euro Zuzahlung kostet, sollte einem das eigene Leben so viel Wert sein."

von Christian Pohl

Bewertung	systolisch (mm Hg)	diastolisch (mm Hg)
optimaler Blutdruck	< 120	< 80
normaler Blutdruck	120-129	80-84
erhöhter Blutdruck	130-139	85-89
leichte Hypertonie (Stufe I)	140-159	90-99
mittlere Hypertonie (Stufe II)	160-179	100-109
schwere Hypertonie (Stufe II)	> 180	> 110
isolierte systolische Hypertonie	> 140	< 90

Blutdruckes, den durch die Behandlung verminderten maximalen Trainingspuls festlegen sollte.

Wie bekämpft Ballking® den Bluthochdruck?

Durch Ballking® wird direkt der Erregungszustand des Körpers, der so genannte Sympathikus, verringert. Gleichzeitig wird der Vagotonus in Ruhe erhöht.

Umgangssprachlich bedeutet dies, dass durch Ballking® etwas Dampf im Körper abgelassen wird, d.h., der Puls sinkt und das Herz wird gelassener bzw. gebremst.

Da der menschliche Organismus ein unüberschaubares Geflecht von Abhängigkeiten ist, gibt es noch unzählige weitere positive Auslöser, von der Senkung des Insulinspiegels bis zur verbesserten O2-Sättigung.

Liegt neben Hypertonie auch noch Übergewicht vor und wird Ballking® mit einer menschlichen Ernährung kombiniert, dann kann jedes abtrainierte Kilogramm Körpergewicht den Blutdruck um 1,5 bis 2 mmHg systolisch und um 1,2 bis 1,5 mmHg diastolisch absenken. Zusätzlich werden weitere Stoffwechselparameter wie Blutzucker, Cholesterin, LDL-Cholesterin, HDL-Cholesterin und Triglyzeride verbessert.

Die Spirale aus Bluthochdruck, Nieren- und Organschädigung und ungünstiger Hormonveränderung wird aber nicht über Nacht durchbrochen und umgekehrt. Medizinischen Studien zur Folge kann eine Minderung von 10 mmHg zu 8 mmHg nach zehn bis zwölf Wochen erreicht werden. Bei Hypertonie der Stufe II und III kann dieser Wert auch noch höher sein.

Wichtig:

Bei Hypertonikern kann es in der ersten Zeit nach Aufnahme eines Ausdauersportes zu einer kurzweiligen Erhöhung des Blutdruckes kommen. Diese Erstverschlimmerung ist zwar normal, doch sie sollte unbedingt unter ärztlicher Aufsicht begleitet werden.

• Fazit •

Ballking® kann erfolgreich den Blutdruck verbessern, es ist jedoch von entscheidender Bedeutung, dass jeder weiß, wie es um sein Herz steht. Während ein leicht zu niedriger Blutdruck meist gefühlt wird, z.B. die Kraftlosigkeit am Morgen, so kann selbst Bluthochdruck der Stufe II über Jahre unbemerkt bleiben.

Eine regelmäßige Kontrolle sollte neben einem jährlichen Belastungs-EKG daher unbedingt einen festen Platz in jedem Jahreskalender haben. Die wenigen Euro für diese ärztliche Leistung müssten als Dialysepatient mindestens täglich drauf gezahlt werden, mal abgesehen vom Verlust der Lebensqualität, die sicher mehr als 25 Euro Wert ist.

• Bluthockdruck •

• Kritische Anmerkung •

Würde nur halb so viel Energie und Geld in die Vermeidung von Diabetes investiert werden, wie in der durch die Pharmaindustrie geschürte Hysteriephase für Schweinegrippeimpfstoff ausgegeben wurde, könnten jährlich zehntausende Leben gerettet werden.

Mit den gesparten Behandlungskosten und dem vermiedenen volkswirtschaftlichen Schaden könnten zudem die Steuern- bzw. Sozialabgaben so tief gesenkt und Zusatzbeiträge gestrichen werden, dass es einen Konjunkturaufschwung gäbe, den Deutschland zuletzt in den 50igern erlebt hat.

von Christian Pohl

3. Diabetes Typ 2

Etwa jeder zehnte Deutsche leidet an Diabetes Typ 2. Zu den ca. acht Millionen Erkrankten kommt noch eine hohe Dunkelziffer hinzu, denn Diabetes wird oft nicht erkannt.

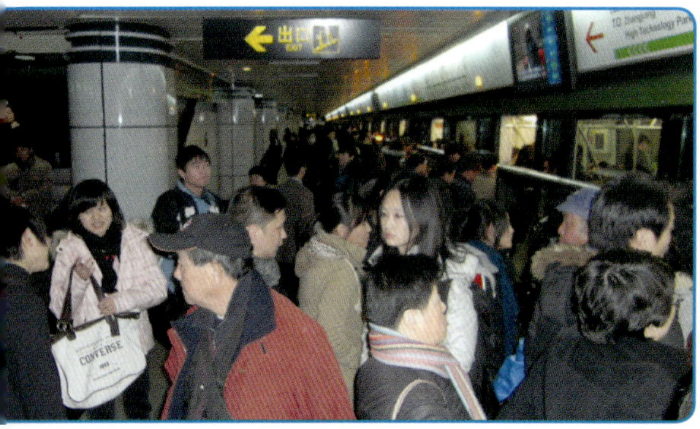

In Deutschland sterben jedes Jahr über 20.000 Menschen an Diabetes, d. h., jeden Tag sterben 60 Menschen an dieser unnötigen und vermeidbaren Zivilisationskrankheit.

Was ist Diabetes Typ 2?

„Bei Diabetes Typ 2 handelt es sich um eine Störung, bei der Insulin zwar vorhanden ist, an seinem Zielort, den Zellmembranen, aber nicht richtig wirken kann (Insulinresistenz). In den ersten Lebensjahrzehnten kann die Bauchspeicheldrüse dies durch die Produktion hoher Insulinmengen kompensieren. Irgendwann kann die Bauchspeicheldrüse die überhöhte Insulinproduktion aber nicht mehr aufrecht erhalten. Die produzierte Insulinmenge reicht dann nicht mehr aus, um den Blutzuckerspiegel zu kontrollieren und der Diabetes mellitus Typ 2 wird manifest. Ein Typ-2-Diabetiker hat trotzdem noch viel mehr körpereigenes Insulin als der Stoffwechselgesunde, für den eigenen Bedarf ist es aber nicht mehr ausreichend (relativer Insulinmangel).

Typ-2-Diabetiker sind durch Herzkreislauferkrankungen gefährdet: An erster Stelle steht der Herzinfarkt, aber auch Schlaganfall und andere Gefäßerkrankungen (z.B. der Beine) machen den Betroffenen äußerste Probleme und führen viel zu früh zum Tod. […]

Der Typ-2-Diabetes wird oft nicht erkannt, nicht ernst genommen oder unzureichend behandelt und

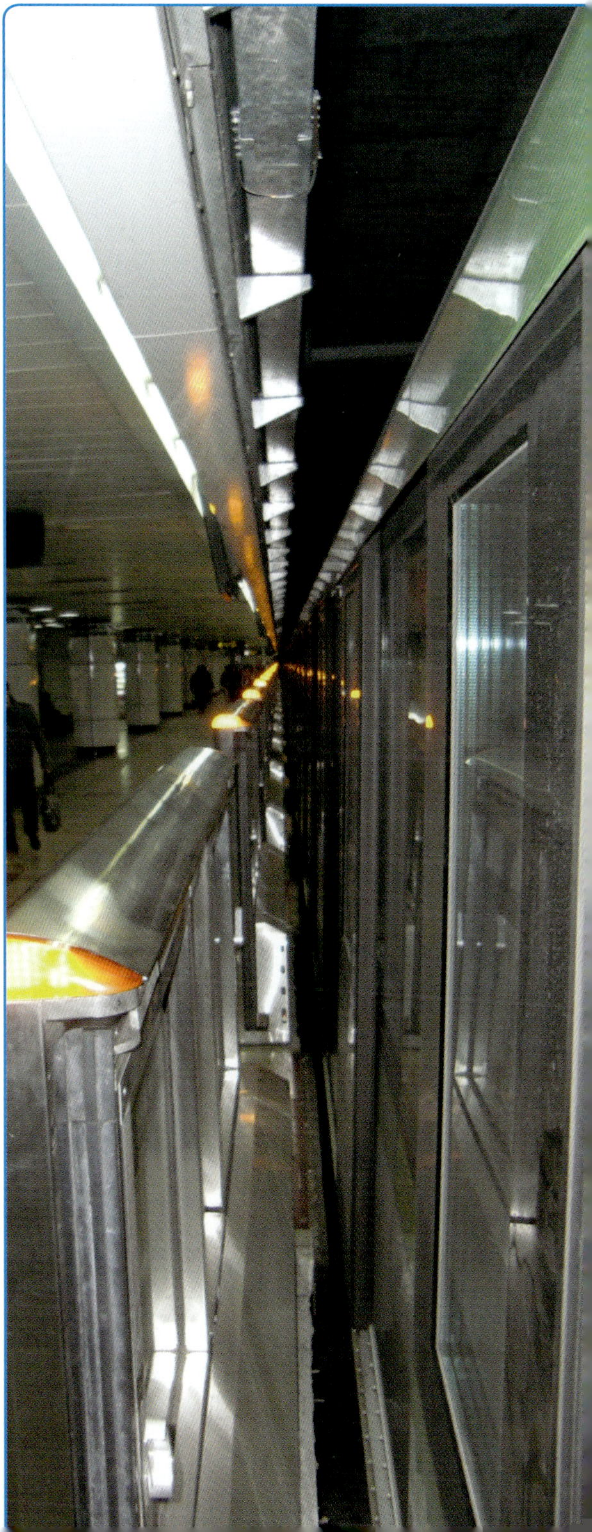

Ärzte sind bei der Behandlung bisweilen unsicher. [...]

Viele Typ-2b-Diabetiker haben jahrelang keine fassbaren Symptome. Im Gegensatz zum Typ-1-Diabetes geht der Typ-2-Diabetes praktisch nie mit einer Gewichtsabnahme und nur selten mit vermehrtem Wasserlassen und Durstgefühl einher. Typ-2a-Diabetiker entwickeln rasch eine Symptomatik, häufig jedoch unspezifische Symptome wie Müdigkeit, Schwäche, ständiges Hungergefühl, Gewichtszunahme und depressive Verstimmung. Typ-2b-Diabetiker entwickeln keine Vollbildsymptomatik.

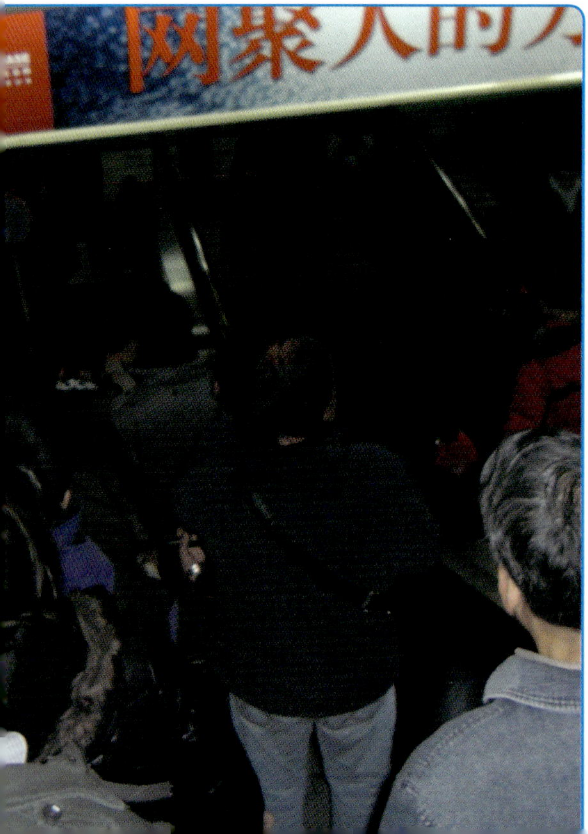

Da diese Symptomatik zu fast jeder anderen Krankheit passt, wird die Diagnose häufig erst nach Jahren durch Zufall gestellt." Quelle: Wikipedia.de

Wie kann Ballking® den Kampf gegen Diabetes unterstützt?

Wie Ballking® gegen Diabetes hilft soll das folgende Beispiel von Hildegard P. (66) zeigen.

In einem Zeitraum von sechs Monaten gelang es Hildegard traumhafte Ergebnisse zu erzielen, die selbst ihren Arzt zum ungläubigen Staunen brachten.

Die an Diabetes Typ 2, Bluthochdruck und Übergewicht leidende Frau, mit einem viel zu hohem Cholesterinspiegel: „Am Anfang habe ich gerade einmal 500 Meter Ballking® geschafft, bei der ich am Ende wie eine Dampflok geschnauft habe", scherzte Hildegard P. später gerne, wenn Sie über ihren Erfolg berichtete. Nach acht Wochen konnte sie schon eine Stunde und ca. vier Kilometer zurücklegen. Nach sechs Monaten erreicht sie in einer Stunde ohne große Mühe eine Strecke von sechs Kilometern. Es haben sich in dieser Zeit nicht nur die Cholesterinwerte verbessert, ihr Zuckerwert ist täglich unter 120 mg/dl und der Hb1Ac-Wert ist von über sieben Prozent auf unter fünf Prozent gesunken. Das Gewicht ist ebenfalls von 112,5 Kilo unter die magische 100 Kilo Grenze gesunken und der Blutdruck ist so optimal geworden, dass ihr Arzt die Betablocker reduzieren konnte.

Auf Wikipedia findet sich folgende Erklärung: „Beim Typ-2-Diabetes muss die erhöhte Insulinresistenz durch Gewichtsabnahme und vermehrte Bewegung verringert werden, mit dem Ziel, die Blutzuckerwerte zu normalisieren. […] Viele Diabetes-Typ-2-Patienten könnten auf Medikamente verzichten, wenn sie sich mehr bewegen und ihr Gewicht reduzieren würden. Durch Bewegung gewinnen die Körperzellen ihre Insulin-Aufnahmefähigkeit zurück (der Anteil der außenliegenden Rezeptoren je Zelle kann durch Bewegungstraining erhöht werden), sodass das körpereigene Insulin wieder besser wirkt." Quelle: Wikipedia.de

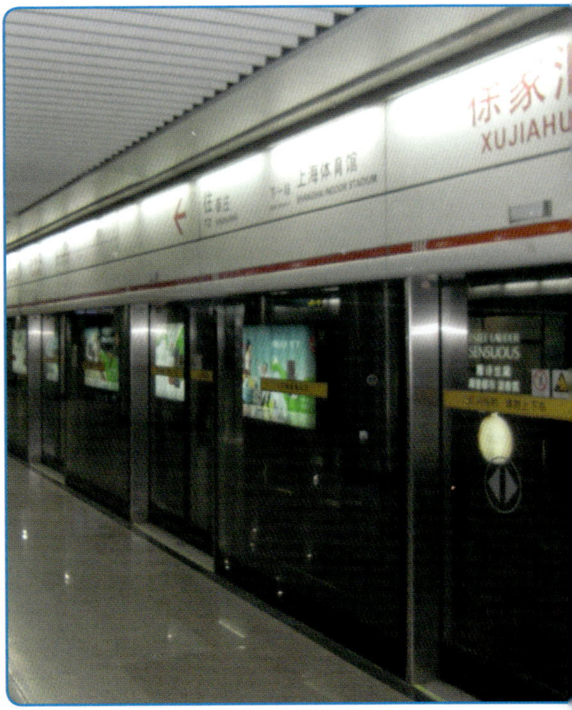

4. Rückenschmerzen

Über 30 Millionen Deutsche klagen über Rückenschmerzen. So vielfältig das Schmerzempfinden und die Symptome sind, so unterschiedlich sind auch die Ursachen.

Ballking® setzt an drei wesentlichen Punkten an:

• Stärkung der Muskulatur

Durch die Ballkingbewegung der Arme und Schultern werden besonders der obere Rücken und Nacken besser durchblutet und die Muskeln gekräftigt.

Oftmals sind Nacken und Schultern zu schwach und dadurch verspannt. Die Spannungen führen zu Fehlhaltungen im Rücken und die wiederum zu stärkeren Schmerzen, die schlimmere Fehlhaltungen auslösen.

Durch eine stärkere und widerstandsfähigere Nackenmuskulatur wird die Ursachenkette durchbrochen und können die Schmerzen gelindert werden.

• Stärkung der Bänder

Die Bandscheiben liegen als faserknorpelige Verbindung zwischen den Wirbeln. Die aufgereihten Wirbel werden durch kräftige Bänder stabilisiert, die über ihre gesamte Länge der Wirbelsäule verlaufen. Durch die sanfte rhythmische Ballkingbewegung werden die Bänder gestärkt. In Verbindung aus Stärkung der Bänder und richtiger Rückenhaltung wird die Wirbelsäule einerseits entlastet und andererseits kräftiger und widerstandsfähiger gemacht.

• Schmerzlinderung und Entspannung

Durch die Bewegung werden körpereigene schmerzlindernde Hormone ausgeschüttet. Diese sogenannten Glückshormone (Endorphine) blockieren im Rückenmark Rezeptoren, die normalerweise Schmerzimpulse übers Nervensystem ans Gehirn weiterleiten. Ebenso werden Schmerzrezeptoren in den Gelenken blockiert. Eine vermehrte

Endorphinproduktion führt wiederum zu einer erhöhten Dopaminausschüttung. Dopamin kann als körpereigenes Doping für Körper und Geist betrachtet werden. Es steigert die Konzentration, Motivation und den Antrieb, es fördert die kognitive Leistungsbereitschaft, die Motorik und Koordinationsleistung, darüber hinaus trägt es positiv zur Appetitregulation bei.

Die Schmerzlinderung wirkt sich positiv auf die Spannung der Muskulatur aus. Durch die verminderte Spannung kann sich eine latent verkrampfte Rückenmuskulatur entspannen. Verkrampfungen sind häufig eine Schutzreaktion des Körpers, um eine weitere Bewegung der Muskulatur zu blockieren, d. h., umgangssprachlich ist es ein Zugschutz, der das Zerreisen der Muskulatur verhindern soll. Eine verkrampfte Rückenmuskulatur kann zu einem Teufelskreis führen, in dem sich durch die Schmerzen die Muskeln noch mehr verkrampfen, was zu weiteren Fehlhaltungen und die wiederum zu neuen Schmerzen

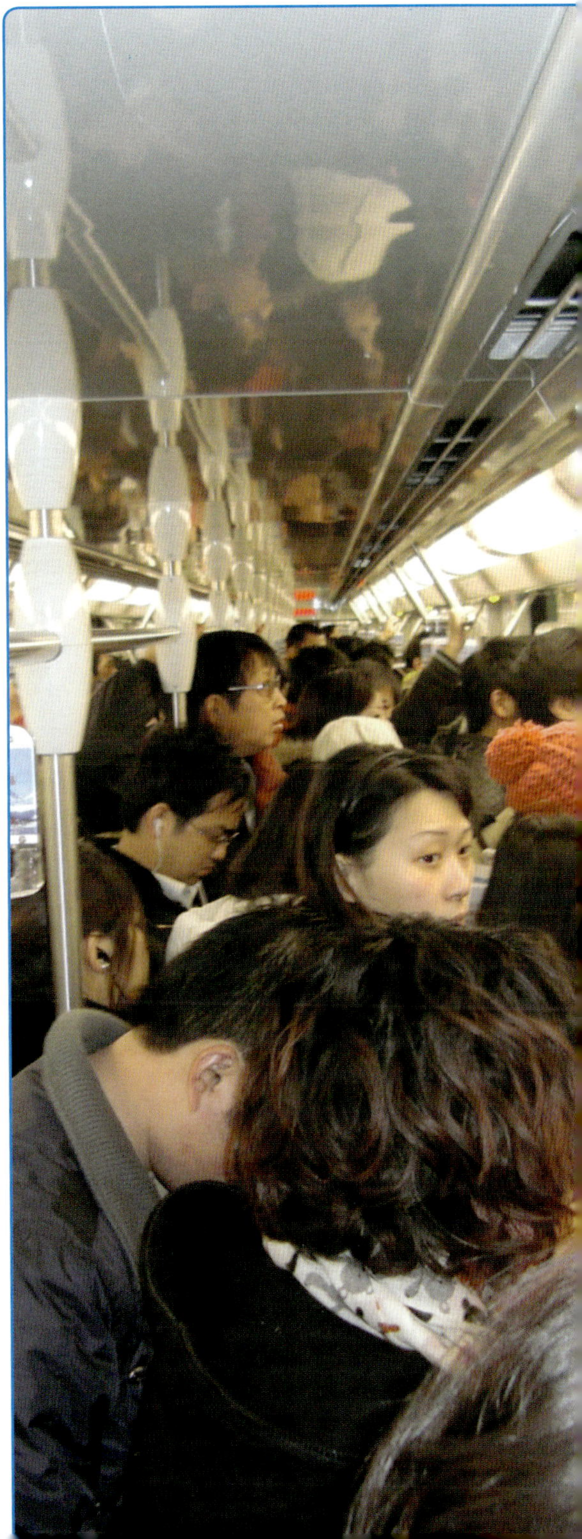

und Verkrampfungen führen. Durch die Endorphinbetäubung kann die sanfte Ballkingbewegung in vollem Umfang ausgeführt werden und gezielt auf den Rücken einwirken. So kann die Schmerzspirale durchbrochen und umgekehrt werden.

• Massagewirkung

Durch die spezielle Ballkinggangtechnik werden die Bandscheiben rhythmisch massiert. Vereinfacht dargestellt werden beim Ballking die Bandscheiben wie ein Schwamm bei jedem Schritt leicht ausgepresst. Dem Auspressen folgt automatisch eine Aufsaugphase. Dieser Wechsel bewirkt eine bessere Versorgung der Bandscheiben mit Nährstoffen und spült schädliche Stoffwechsel-endprodukte aus den Bandscheiben heraus. Da die Bandscheibe im Wesentlichen aus Flüssigkeit besteht, die ab dem 20. Lebensjahr kontinuierlich abnimmt, ist dieser Vorgang der einzige Weg, um die wichtige Dämpfungswirkung zu erhalten und zu verbessern.

• Fazit •

Ballking stärkt, entspannt und massiert den Rücken, baut so Rückenschmerzpotentiale ab und beugt neuen Rückenleiden vor.

• Rückenschmerzen •

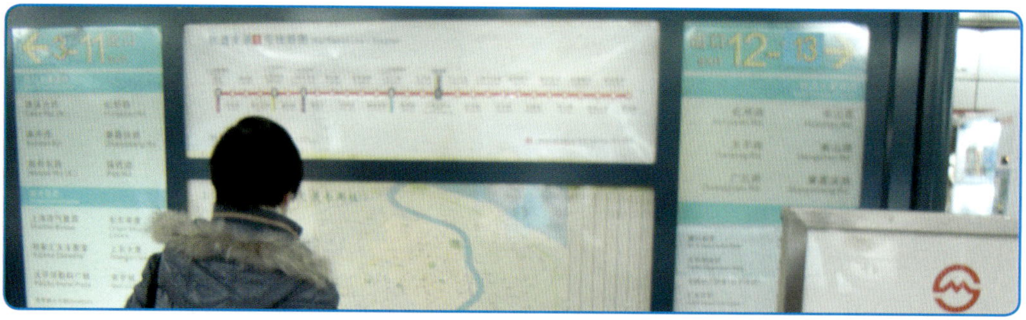

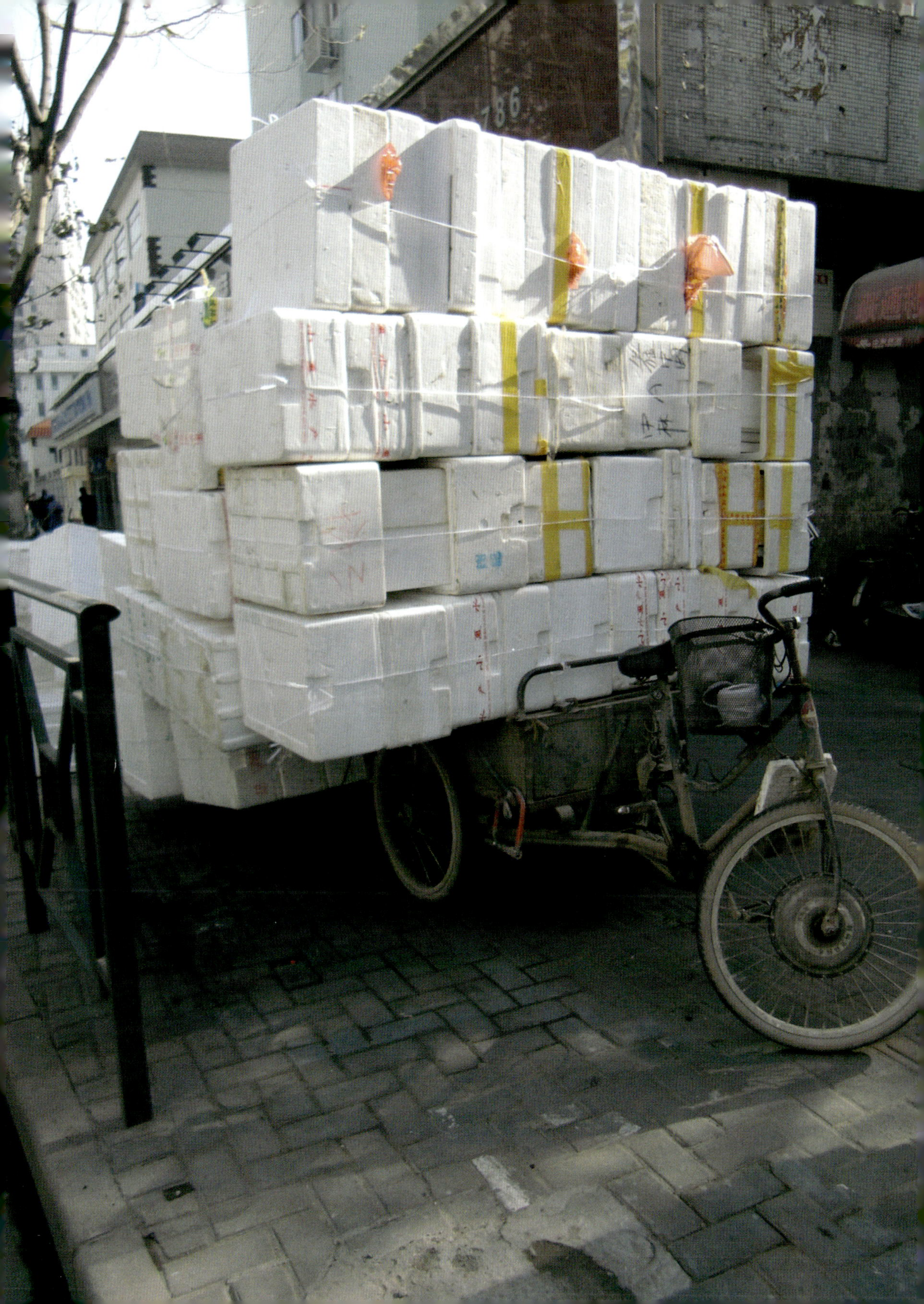
786

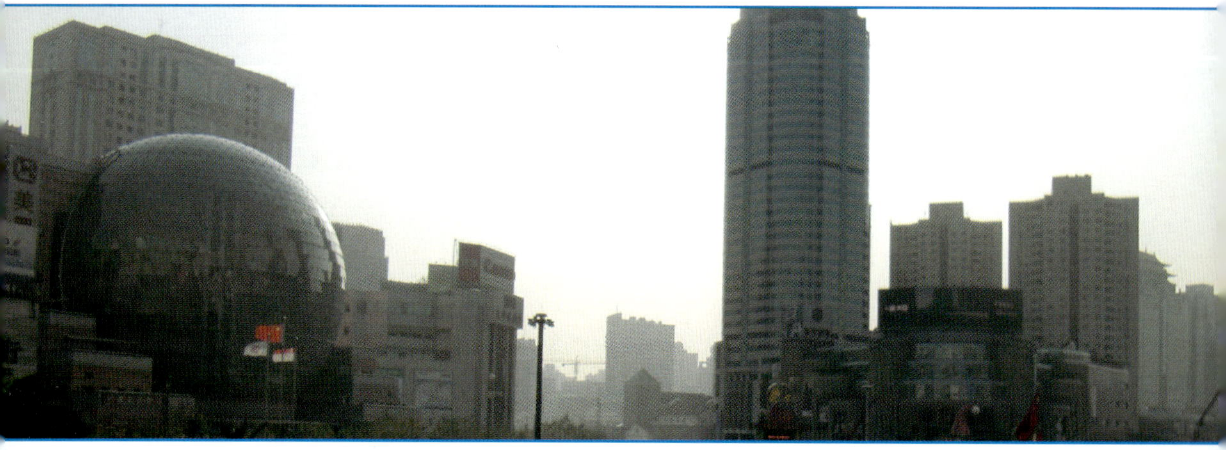

5. Osteoporose

Osteoporose ist eine der häufigsten Knochenerkrankung, die aufgrund des zunehmenden Bewegungsmangels und verschlechterten allgemeinen Ernährung auch immer mehr jüngere Menschen betrifft.

Die Weltgesundheitsorganisation (WHO) hat Osteoporose auf die Liste der zehn wichtigsten Erkrankungen gesetzt.

Auch wenn die Todesrate bei weitem nicht so hoch ist wie bei Diabetes, bedeuten die ca. drei Milliarden Euro, die alleine in Deutschland jährlich an direkten und indirekten Krankheitskosten anfallen, einen großen volkswirtschaftlichen Schaden.

Was ist Osteoporose?

„Bei einem gesunden Menschen stehen Knochenauf- und abbau in einem harmonischen Gleichgewicht. Das bedeutet, dass sich genau so viel Knochen aufbaut, wie zuvor in irgendeiner Weise abgebaut wurde. Bei Osteoporoseerkrankten ist dieses Gleichgewicht gestört. Wird nun zu wenig Knochen aufgebaut bzw. weicht der Grad des Knochenabbaus von der Norm ab, entsteht ein Substanzverlust, durch den der Knochen weniger belastbar und somit bruchanfälliger wird. Durch diese Disharmonie im Gleichgewicht zwischen Knochenauf- und abbau, in Kombination mit der

Umstrukturierung der Knochensubstanz, kann der Erkrankte in seiner Bewegungsfähigkeit beeinträchtigt werden. Neben den generellen Einbußen im Bereich der Lebensqualität, hervorgerufen durch die eingeschränkte Bewegungsfähigkeit, spielen in besonderer Weise die erhöhte Knochenbruchgefahr eine große Rolle. Weiterhin können sich Kreislaufprobleme, eine generelle Verschlechterung des Allgemeinbefindens, sowie psychische Belastungen einstellen." Quelle: Wikipedia.de

Wie hilft Ballking® gegen Osteoporose?

Viele Menschen glauben zu unrecht, dass der Knochen ein festes und totes Material ist. Genau wie unsere Haut wird auch der Knochen regelmäßig repariert und ausgetauscht.
Im Gegensatz zur Haut, die in einigen Monaten komplett erneuert wird, dauert es ca. 15 Jahre, bis der Körper die Knochen einmal komplett ausgetauscht hat.

• Expertenrat •

Niemand der einmal einen Knochenbruch hatte braucht Angst vor dem Sporttreiben zu haben. Der nach einem Knochenbruch wieder zusammengewachsene Knochen ist an der Bruchstelle hinterher belastbarer als nicht gebrochene Knochen. Spätestens nach 15 Jahren ist der Knochen komplett erneuert und so ist ein ordentlich verwachsener Bruch aus der Jugend bei einem Erwachsenen wieder komplett verschwunden.

Selbst fixierte Knochen, die mit Nägeln oder Schrauben zusammengehalten werden, sind kein Problem, denn dank biologisch abbaubarer Legierungen sind diese nach einigen Jahren ebenfalls aus dem Körper verschwunden, wenn sie nicht in einer weiteren OP entfernt wurden oder so verwachsen sind, dass sie im Körper eine dauerhafte Funktion haben, z. B., bei der Wirbelversteifung.

von Christian Pohl

„In meiner Jugend hatte ich einen Fersenbeinbruch und trotzdem stand ich mit meinem Gipsbein schon nach einer Woche wieder auf dem Stepper im Fitnessstudio und auch das Gerätetraining lief ganz normal weiter. Nachdem der Gips ab war, bin ich am gleichen Tag walken gegangen und nach nur vier Wochen waren die vier Zentimeter Unterschied im Wadenumfang auch wieder weg," so Christian Pohl.

Ballking® stärkt den Knochenerhalt und -aufbau, indem der Knochenstoffwechsel verbessert wird. Auf der einen Seite erfolgt dies direkt über die Nährstoffversorgung des Blutes, welches durch die kreislaufaktivierende Wirkung bis in die kleinsten Kapillare des Knochens vordringen kann. Auf der anderen Seite indirekt über verbesserte Organfunktionen und deren positiv wirkenden Hormonausschüttung.

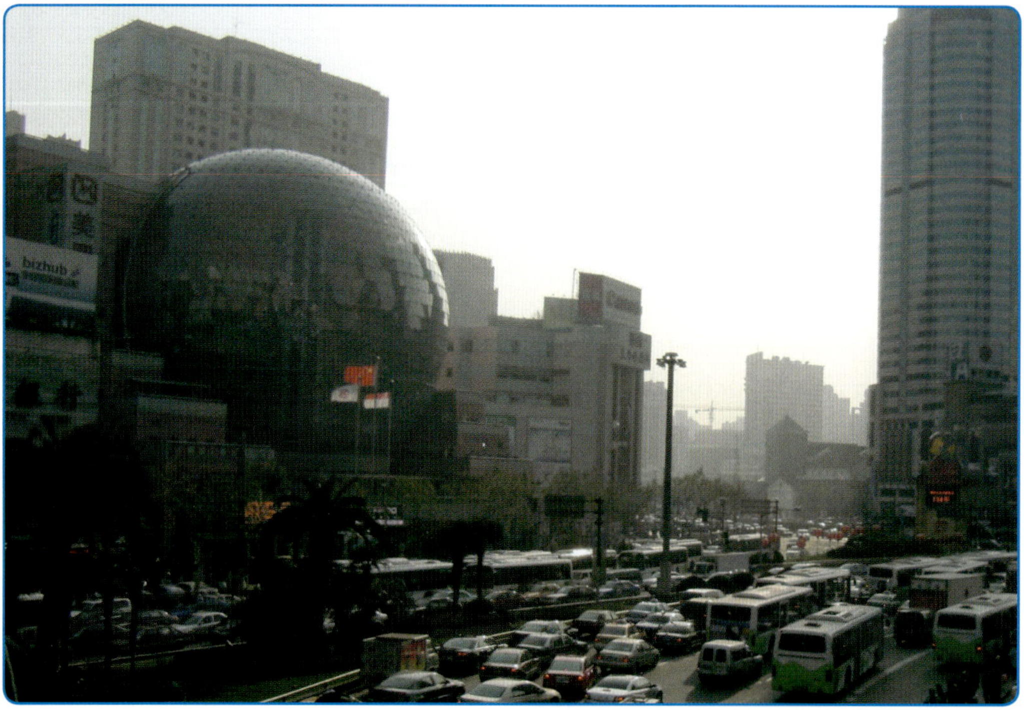

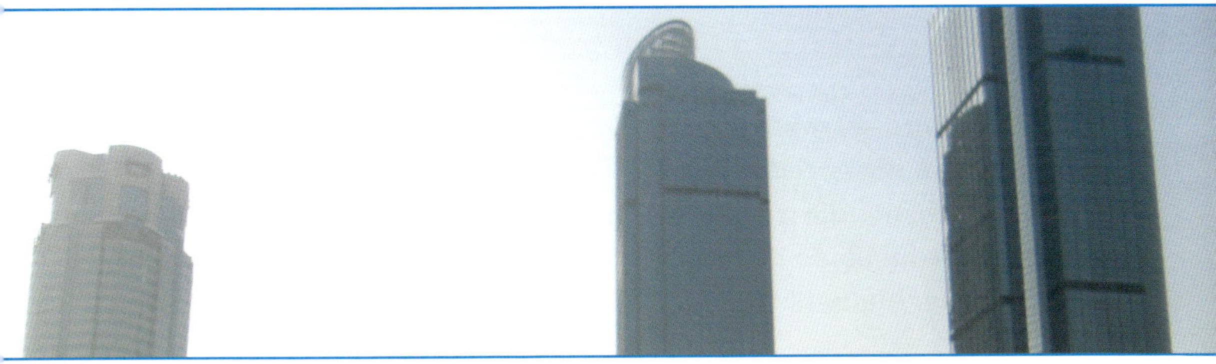

6. Cellulite

„Cellulite entsteht bei Frauen, weil ihr Fettgewebe vornehmlich unter der Haut liegt, andererseits die das Fettgewebe durchziehenden bindegewebigen Septen als steppdeckenähnliche Unterteilung der Fettläppchen unter den zyklischen weiblichen Hormonveränderungen mal mehr oder weniger anschwellen und somit die „Steppdecke" der Kollagenbänder sichtbar machen." Quelle: Wikipedia.de

Cellulite hat nichts mit eingelagerter Schlacke zu tun. Vereinfacht dargestellt sind es alleine die kleinen unterschiedlich großen Fettbläschen, die zu den unschönen aber nicht gesundheitsgefährdenden Dellen unter der Haut führen. Durch Ballking® und eine kombinierte menschliche Ernährung werden die Fettbläschen reduziert, wodurch die Dellen geebnet werden. Gleichzeitig werden besonders in den Oberschenkeln und dem Po die Muskeln und das Bindegewebe trainiert, was die Haut strafft. Durch diese Straffung und die kleineren Dellen kann eine gute optische Verbesserung herbeigeführt werden.

Es ist jedoch zu beachten, das einmal gebildete Fettzellen nie wieder ganz verschwinden. Sie können nur durch Ernährung und Sport wie ein Schwamm ausgedrückt werden. Sollte die Ernährung jedoch wieder schlechter werden und die Bewegung nachlassen, werden die Dellen wieder kommen.

• Expertenrat •

Cellulite wird gerne auch mit Schwangerschaftsstreifen gleichgesetzt. Dehnungsstreifen sind allerdings Risse des Bindegewebes in der Unterhaut, die zu äußerlich sichtbaren blaurötlichen Streifen führen, die im Laufe der Zeit verblassen und als helle Narben weiterhin sichtbar bleiben.

Dehnungsstreifen kommen nicht nur in der Schwangerschaft und bei Frauen vor. Sie treten auch als Folge von Medikamenteneinnahme, z. B. bei Kortison, oder während eines schnellen oder plötzlichen Wachstums auf.

Dehnungstreifen können auch durch Sport entstehen, wenn Frauen mit größeren Brüsten keinen optimal stützenden Sport-BH tragen oder Männer einen zu schnellen Muskelaufbau, besonders durch Anabolika, vorantreiben. Die Hauptursache von Dehnungsstreifen ist oftmals jedoch schnell wachsendes Übergewicht.

Im Gegensatz zu Cellulite gibt es keine Möglichkeit Dehnungsstreifen wieder weg zu bekommen.

von Christian Pohl

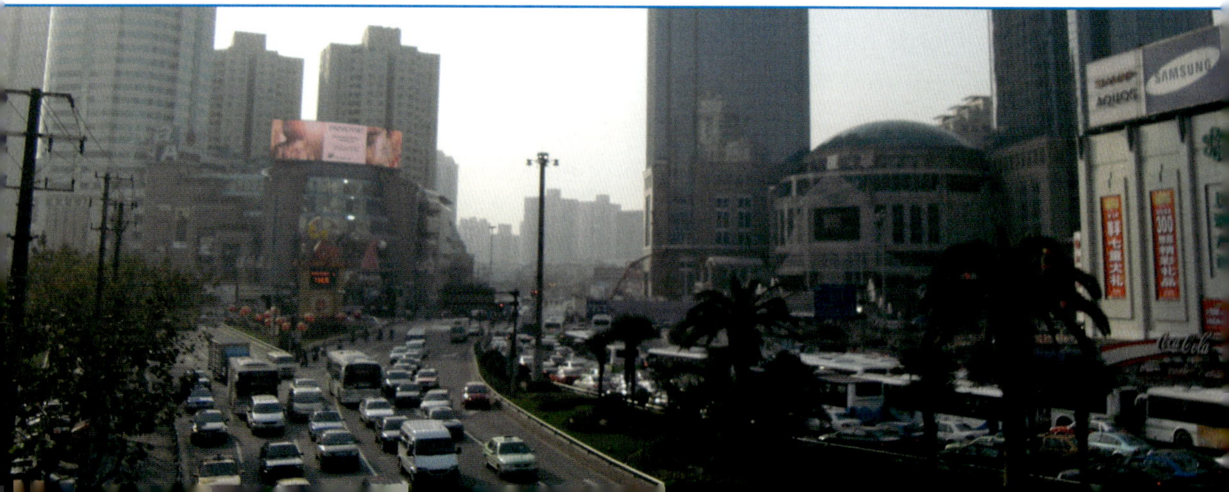

7. Immunsystem

Es gilt als akzeptierte medizinische Lehrmeinung, dass Sport das Immunsystem stärkt.

Dies ist jedoch mit den Einschränkungen versehen,

- dass die Intensität nicht zu hoch ist und der Körper damit nicht geschwächt wird,
- der Körper keine akute Infektion oder Entzündung hat,
- eine ausreichende Versorgung mit Eiweiß, Mineralien und Vitaminen gewährleistet ist und
- zwischen den Trainingseinheiten ausreichend Regenerationszeit liegt.

Durch Ausdauersport wie Ballking® werden die Antikörpermenge, die Anzahl der weißen Blutkörperchen (Lymphozyten, Fresszellen) und der Killerzellen zur Bekämpfung von Viren und Tumorzellen erhöht.

Ballking® trainiert das Herzkreislaufsystem, was die Lungenfunktion verbessert und damit die Sauerstoffsättigung im Blut erhöht, was wiederum den Körper widerstandsfähiger macht.

Durch den angeregten Stoffwechsel und die bessere Durchblutung und Versorgung der Organe reagieren diese mit einer verbesserten Hormon- und Enzym-ausschüttung, was den Körper schneller und wirksamer auf Krankheiten reagieren lässt.

• Fazit •

Insgesamt werden durch Ballking die Reaktionsfähigkeit und das Wirkungsfeld der Immunzellen verbessert, was besonders mit zunehmendem Alter und der dabei einhergehenden abnehmenden Leistungsfähigkeit des Immunsystems wichtig ist.

• Immunsystem •

8. Stressabbau

Stress ist zu einer weit verbreiteten Volkskrankheit geworden. Vom beruflichen über den Freizeit- bis zum Beziehungsstress gibt es rund um die Uhr Situationen, die belastend auf die Seele einwirken. Permanenter Stress wirkt sich psychosomatisch krankmachend auf den Körper aus.

Ballking® hilft aus dem Stress des Alltags auszubrechen. Da die Ballkingtechnik sehr einfach und das Tempo sehr moderat ist, wird aus dem Ausdauersport auch kein sportlicher Leistungsstress.

Britische Forscher konnten in einer groß angelegten Studie nachweisen, dass Sport das Stressniveau und die Stressanfälligkeit senkt. In drei Studienerhebungen wurden 1995, 1998 und 2003 über 20.000 Menschen befragt, von denen 3.000 angaben, dass sie unter Angst und Stress leiden. Am Ende stellen die Forscher fest, dass bei den Teilnehmern die sich sportlich betätigten das Risiko für Stress um 33 Prozent sank. Gleichzeitig sank auch das Risiko an Krebs, Demenz oder Depressionen zu erkranken.
Quelle: http://www.scotland.gov.uk/Topics/Statistics/Browse/Health/scottish-health-survey

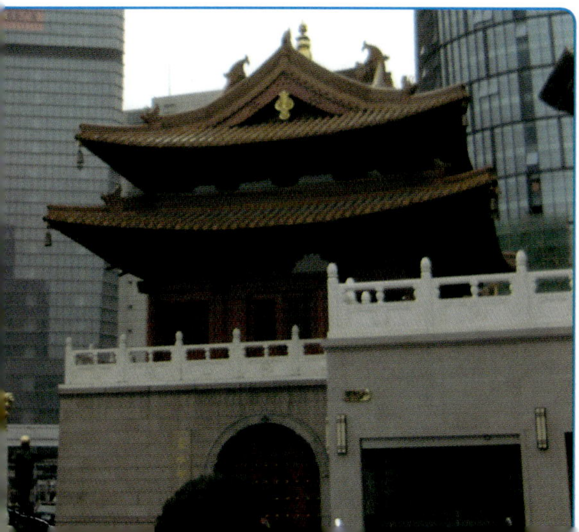

In einer Presseerklärung der Uni Bonn heißt es: „Forschern der Technischen Universität München und der Universität Bonn ist es erstmals gelungen, die Ursache des beim Langstreckenlauf auftretenden Hochgefühls auch Runner`s High genannt zu belegen. Sie konnten in einer bildgebenden Studie bei Athleten nach zweistündigem Joggen erstmalig eine erhöhte Ausschüttung von Endorphinen in bestimmten Gehirnregionen nachweisen.

[...] Ausdauersport steht seit langem für Stressabbau, Angstlösung, Stimmungsaufhellung und verminderte Schmerzwahrnehmung. [...]

Dazu Professor Dr. Thomas Tölle, der seit vielen Jahren eine Forschungsgruppe „Funktionelle Bildgebung bei Schmerz" an der TU München leitet: „Unsere Auswertungen zeigen, dass das erlebte Hochgefühl umso intensiver war, je geringer die Bindung der im Versuch eingesetzten radioaktiven Substanz [18F] Diprenorphine in der PET-Messung war. Das bedeutet, dass das Ausmaß des Hoch- und Glücksgefühls nach dem Ausdauerlauf mit der Menge der ausgeschütteten Endorphine korrelierte." Quelle: http://www3.uni-bonn.de/Pressemitteilungen/joggen-macht-high-und-schmerzfrei

Die Studie wurde durch die Deutsche Forschungsgemeinschaft (SFB 391, TP C9 Tölle, Boecker: „Integration nociceptiver Signale im ZNS des Menschen") sowie das Bundesministerium für Bildung und Forschung (BMBF) und den Deutschen Forschungsverbund Neuropathischer Schmerz (DFNS) gefördert.

Auch wenn die Studie erstmals nur einen Nachweis der Glückshormonausschüttung bei Joggern gezeigt hat, ist es eine wissenschaftliche Meinung, dass auch bei anderen Ausdauersportarten wie Ballking Glückshormone ausgeschüttet werden, die besonders den Stressabbau fördern.

• Fazit •

Ballking ist eine Sportart bei der auch Einsteiger schon sehr schnelle Erfolge erzielen können und auf die der Körper positiv hormonell reagiert. Diese positiven Effekte tragen dazu bei, dass die Risiken für Stress, Angstzustände und Depressionen gemindert werden können.

• Stressabbau •

Ballking® Ausrüstung

Ballking® ist als Volkssport für alle da und dies liegt neben der effektiven und einfachen Technik auch am geringen Zubehörbedarf.

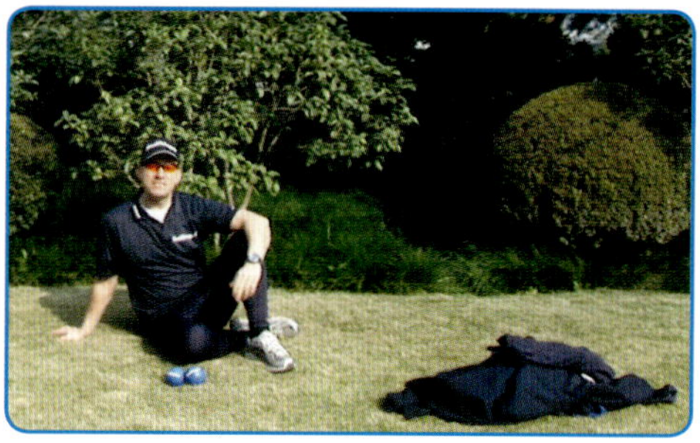

Ballking® ist ein Gesundheitssport der u. a. auch von den Krankenkassen für die Prävention zugelassen wurde. Aus diesem Grund ist es besonders wichtig die hohe vorgeschriebene gesetzliche Qualität zu sichern, mit der Ballking entwickelt wurde.

Damit garantiert werden kann, dass überall die gleiche richtige Ballkingtechnik in den Kursen vermittelt wird, gibt es eine einheitliche Ausbildung. Der Ballkingerfinder wacht sehr streng darüber, dass überall, wo Ballking® draufsteht, auch das echte und originale Ballking® drin ist.

Im Gegensatz zu Nordic Walking, Wogging, Walking oder Jogging ist Ballking® rechtlich geschützt. Nur nach erfolgreicher Prüfung wird eine Lizenz für Ballking® vergeben ohne die auch eine Bezuschussung durch die Krankenkasse ausgeschlossen ist. Aufgrund dieses speziellen Schutzes gelten für die Kursleiter besonders strenge Auswahlkriterien (siehe Anhang).

Durch die hohen Zugangsanforderungen und die strenge Abschlussprüfung zählen Ballkingkursleiter zu den bestausgebildetsten Präventionskursleitern in Deutschland und Ballking® zu einem der qualitativ besten Sportkurse überhaupt.

Ballkingkursleiter sind mit Fug und Recht sportliche Vorbilder!

Als zentraler Bestandteil werden für Ballking® die speziellen Kompressionsbälle benötigt. Auf der Internetseite www.ballking.org finden Sie die offizielle Liste mit allen lizenzierten Kursen, Produkten und Bezugsquellen.

1. Richtiges Schuhwerk

Der Schuh ist eine zentrale Säule, der nicht nur im Sport immense Bedeutung zukommen sollte. Er stützt nicht nur unsere Achillessehne, sondern ist sprichwörtlich auch unsere Achillesferse.

Als Kontaktstelle zum Boden müssen Schuhe verschiedene Aufgaben erfüllen:

• Abfangen schädlicher Kräfte

Bei jedem Schritt muss die Ferse den Aufprall eines Vielfachen unseres Körpergewichtes überstehen. Knochen, Gelenke, Sehnen und Bänder können dem immensen Druck nicht dauerhaft schadlos standhalten, denn die Muskeln sind alleine nicht in der Lage diese Kräfte zu kompensieren. Es ist so als würden jemand täglich mit dem Auto auf der nackten Felge einen Bordstein hoch fahren und hoffen, dass dem Auto nichts passiert.

• Hinweis •

„Bei Anbietern, vom Kursleiter bis zum Zubehörverkäufer, die weder über den Schutzhinweis oder dem Listeneintrag auf der Internetseite verfügen, ist Vorsicht geboten.

Treffen Sie auf einen solchen nicht lizenzierten Anbieter, dann informieren Sie uns bitte per E-Mail an kontrolle@ballking.org, damit wir schnell reagieren und so Andere vor betrügerischen Absichten schützen können," rät der Ballkingerfinder und alleiniger Rechteinhaber Christian Pohl.

E-Mail: kontrolle@ballking.org

• Kritische Anmerkung •

Kein vernünftiger Mensch würde mit seinem teuren Auto, das kaputte Stoßdämpfer, eine defekte Servolenkung, ausgefallene Bremskraftverstärker, ABS, Airbags und vier platte Reifen hat, mit Vollgas auf die Autobahn fahren.

Es würde auch niemand auf die Idee kommen beim Hausbau statt Beton nur ein paar Pappen und bunte Decken als Fundament auf den Boden zu legen. Beim Thema Sportschuhe kommt solch ein Wahnsinn jedoch täglich und millionenfach vor.

Viele Menschen gehen sorgsamer mit ihrem Auto oder Haus um, als mit dem wirklich wertvollsten was sie besitzen. Unser Körper ist nicht nur wertvoll, sondern unsere Gesundheit auch einmalig.

Ein Auto kann man neu kaufen und ein Haus neu bauen, doch niemand kann einen kranken Körper tauschen oder mal eben ein Pfund Gesundheit neu kaufen.

Es werden jedes Jahr im Durchschnitt hunderte Euro für den Friseur oder tausende Euro für unnötige Diätprodukte ausgegeben, doch statt einmal 100 Euro für gute Sportschuhe auszugeben, laufen manche mit uralten Tretern aus dem Kellerschrank, Pappschlappen vom Discounter oder bunt lackierten Tussiletten los.

Es macht wirklich traurig. Auf der einen Seite sind Menschen so unvernünftig geizig und andererseits am Ende überrascht, dass ihnen der Sport doch nichts gebracht und sie nur krank gemacht hat.

von Christian Pohl

Die Abrolltechnik des Fußes beim Ballking® wurde speziell so entwickelt, dass schädliche Kraftspitzen durch einen harten Aufprallstoß vermieden werden. **Dennoch ist die Fläche mit dem die Ferse als erstes den Boden berührt sehr klein, wodurch an dieser Stelle der Schuh über eine besonders gute Dämpfung und Abrolleigenschaft verfügen muss.**

Die meisten normalen Sportschuhe im Geschäft sind eher Modeschuhe, mit denen keine Fersenabroll-, sondern nur eine Abklappbewegung möglich ist. Da die Sohlen- und Fersenkonstruktion der Schuhe oft zu steif ist, kann die Ferse bzw. der Fuß im schlimmsten Fall sogar ein Stück zurücksacken. Selbst diese Millisekunden und Millimeter führen oft schon nach kurzer Zeit zu langwierigen und schmerzhaften Entzündungen der Achillessehne, wogegen die Schmerzen in Fuß- und Kniegelenken eher harmlos sind. Etwa jeder dritte Sportler ist aufgrund mangelnder Schuhe von diesen Problemen betroffen.

Im anderen Extrem soll es aber nicht bedeuten, dass der Fuß komplett in Watte gepackt werden soll. Denn eine übermäßige und falsch platzierte Dämpfung kann auch genau das Gegenteil bewirken und ebenfalls zu Schäden führen. Im Punkt Dämpfung soll daher nach dem Minimaxprinzip verfahren werden.

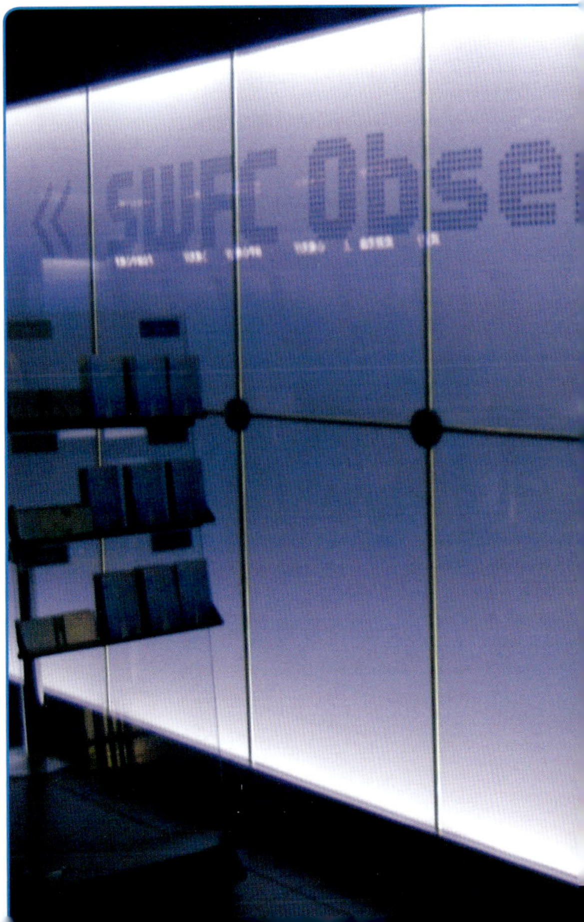

• Stabilisierung der Fußstellung

Es ist von entscheidender Bedeutung, wie der Fuß den Boden trifft. Am Beispiel eines Autos ist es der Winkel, mit dem ein Bordstein hochgefahren wird, der darüber entscheidet, ob die teure Alufelge beschädigt wird oder nicht.

Es ist heute relativ selten, dass ein Fuß eine optimale orthopädische Stellung hat. In den meisten Fällen hat der Fuß eine übermäßige Einwärtsdrehung (Überpronation) oder eine stark auswärts zurückgebogene Stellung (Supination oder Unterpronation). Eine leichte Pronationsbewegung des Fußes beim Abrollen ist eine natürliche Dämpfungsbewegung, die ein Schuh unterstützen sollte. Die Supination hingegen ist keine biomechanisch positive Abrollrichtung und führt zu einer Schädigung der Sehnen, Gelenke und Bänder.

Um welchen Typ Fuß es sich handelt, kann ergänzend zu einer Barfuß-Laufbandanalyse auch durch einen Blick unter die alten abgelaufenen Schuhe festgestellt werden. Eine auf der Innenseite abgelaufene Sohle spricht für eine Überpronation und eine abgelaufene Außensohle für eine viel selten vorkommendere Supination.

Ein Schuh sollte also eine mögliche Überpronation oder Supination ausgleichen, so dass der Fuß am Ende eine leichte Einwärtsdrehung beim Abrollen machen kann.´

• Führung der Abroll- und Abdruckbewegung

Die Passform und das Obermaterial des Sportschuhs haben weitere ausschlaggebende Einflüsse auf die Bewegung des Fußes.

Die Passform wird durch den Leisten vorgegeben. Der Leisten ist ein aus Holz, Kunststoff oder Metall gebautes Fußmodell, das zum Bau eines Schuhs verwendet wird. Im Idealfall würde ein Schumacher einen individuellen Leisten erstellen, nach dem ein Schuh mit optimaler Passform in Handarbeit gefertigt werden könnte. In der industriellen Fertigung kann ein Hersteller preiswerter Schuhe jedoch nur einen für eine möglichst große Gruppe passenden Musterleisten erstellen. Eine individuelle und gute Passform, z. B., auch mit Zwischengrößen, ist oft nur schwer zu finden. Selbst große Sportfachgeschäfte greifen gerne zur günstigen Massenware bekannter Marken. Oft sind es kleine inhabergeführte Sportfachgeschäfte, die bei guter Beratung und Service auch einzelne Paare bestellen.

Es kommt beim Schuhkauf darauf an, aus den Modellen ein möglichst passendes zu finden. Er soll an den Seiten gut stützen, an der Spitze die Zehen nicht einengen und an der Ferse nicht zu eng sitzen. Insgesamt sollte die Sohle, das Seiten- und Obermaterial so harmonisch zusammenwirken, dass der Schuh weder eng anliegt, noch der Fuß hin und her rutscht. Dies würde auch schnell zu Blasen führen.

• Expertenrat •

Beim Sport eingeschlafene Füße sind häufig ein Zeichen für eine zu feste Schnürung und Schleife an den Schuhen. Durch die Enge am Spann wird die Blutversorgung der Füße behindert, dieses kann auf Dauer zu einer Schädigung führen.

von Christian Pohl

Ein Schuh sollte bei der Anprobe auch ein Stück testweise gegangen werden. Dabei sollte der Schuh nicht komplett verschnürt werden. Ein Schuh ist dann optimal, wenn er auch ohne Schleife im Schnürsenkel perfekt am Fuß hält ohne zu drücken oder zu schlackern.

Natürlich sollte ein Schuh auch atmungsaktiv und die Einlegesohle austauschbar sein. Des Weiteren sollte das Fußlängs- und Quergewölbe beachtet werden, wenn z. B. ein Platt- oder Spreizfuß vorliegt.

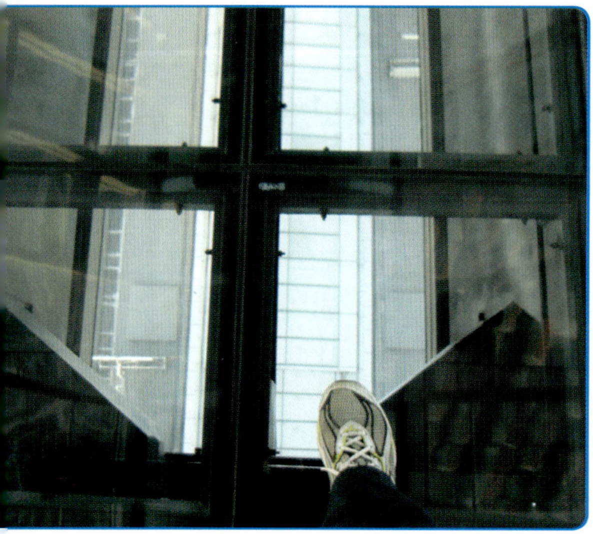

Regelmäßiger Schuhtausch

Damit ein Schuh alle seine Aufgaben erfüllen kann, muss er selber jung und fit sein. Genauso wie eine Leggins nach einiger Zeit anfängt zu schlabbern und ein Kissen plattgesessen ist, ist auch ein Schuh nach einiger Zeit sprichwörtlich platt.

Auf den Schuh wirken so große Kräfte, dass besonders seine Dämpfungs- und Stützeigenschaften nach einiger Zeit erschöpft sind und verloren gehen. Es hängt vom Körpergewicht und der Strecke ab, wie lange der Schuh hält. Im Allgemeinen heißt es, dass spätestens nach ca. 1.000 Kilometern auf Sandwegen oder ca. 600 Kilometern auf Straßen oder gepflasterten Wegen die Schuhe ausgetreten sind.

Wer zweimal in der Woche eine Stunde auf befestigten Wegen ballken geht, der sollte spätestens nach einem Jahr neue Schuhe kaufen. Empfehlenswert ist es neben einem weiteren Indoorpaar ein zweites Outdoorpaar zu kaufen. Bei zwei Paar Schuhen kann ein Paar immer ausreichend auslüften und trocknen und der Fuß bekommt zusätzlich verschiedene Reize und gewöhnt und verformt sich als Anpassung nicht nur an einen bestimmten Schuh.

Laufschuhe leider ungeeignet

Die Harvard Medical School Absolventin Dr. D. Casey Kerrigan, Professorin für Sportmedizin und Professorin für physikalische Medizin und Rehabilitation des Institutes für physikalische Medizin und Rehabilitation an der University of Virginia, hat gemeinsam mit einem Forscherteam Sportschuhe getestet.

Die Ergebnisse veröffentlichte sie in der offiziellen Zeitschrift der American Academy für physikalische Medizin und Rehabilitation (AAPM & R).

Ziel ihrer Forschung war es herauszufinden, welche Wirkung heutige Laufschuhe auf die Gelenkdrehmomente der Hüften, Beine und Füße beim Laufen haben. Insgesamt wurden 68 gesunde, junge erwachsene Läufer untersucht. Es nahmen 37 Frauen und 31 Männer am Experiment teil. Während ein Teil der Versuchsgruppe in dem Zeitraum nur barfuß lief, trugen die restlichen Teilnehmer moderne Laufschuhe.
Das Team um die Professorin Kerrigan fand heraus, dass es unverhältnismäßig hohe Belastungszuwächse bei der Gruppe der Laufschuhträger an der Hüfte, Knie und den Knöcheln gab. In der Folge hatten die Laufschuhträger im Durchschnitt 54 Prozent mehr Innenrotation der Hüfte sowie ein Anstieg von 36 Prozent der Flexion des Knies und Zunahme von 38 Prozent des Varus-Drehmomentes im Knie gegenüber den Barfußläufern.

• Hinweis •

Aufgrund neuester Forschungsergebnisse, die kurz vor Fertigstellung des Buches bekanntwurden, hat der Sportwissenschaftler Christian Pohl in Kooperation mit anderen Wissenschaftlern und Medizinern die Arbeit zur Entwicklung eines speziellen Ballkingschuhs aufgenommen.

Bis die Schuhe verfügbar sind, nutzen Sie fürs Ballking normale Walkingschuhe.

von Christian Pohl

Aus den Ergebnissen folgerten die Wissenschaftler, dass die derzeitigen Laufschuhe teilweise so schädliche Wirkungen haben, wie das Laufen auf hochhackigen Schuhen. Schuld an dem schlechten Abschneiden der Laufschuhe sollen die erhöhten Absätze und das Stützmaterial unter dem Fußgewölbe haben. Quelle: PM & R, Volume 1, Issue 12, Pages 1058-1063 (Dec. 2009)

2. Bequeme Kleidung

Bei der Bekleidung sollte nach dem Zwiebelschalenprinzip verfahren werden, d.h., es sollten mehrere einzelne funktionelle Kleidungsschichten getragen werden.

„Die verschiedenen Kleidungsschichten und ihre Aufgaben von innen nach außen:

• Expertenrat •

Omas Weisheit, dass über den Kopf die meiste Wärme verloren gehen würde, ist heute eine widerlegte Tatsache.

Dennoch ist es sehr zu empfehlen sowohl im Winter als auch im Sommer mit einer Kopfbedeckung zu Ballken.

Zu jeder Jahreszeit schützt ein Cappy nicht nur vor Sonnenstrahlen, Wind oder Regen, sondern trägt auch modisch zum Wohlbefinden bei.

von Christian Pohl

• Schweißtransportschicht
(auch Basisschicht)

- Dünne Schicht (z.B. T-Shirt) mit der Hauptaufgabe, Schweiß vom Körper wegzutransportieren.
- Idealerweise aus Polyester, da diese sich im Gegensatz zu Baumwolle nicht so stark mit Wasser vollsaugen und nass eine bessere Isolationswirkung haben.

• Isolationsschicht(en)

- Eine oder mehrere Schichten aus dickerem Material, das die Körperwärme speichert. (z.B. Rollkragenpullover, Fleecejacke, usw.).

• Witterungsschutz

- Dem Wetter angepasste Kleidung (z.B. Windstopper-Jacken), die vor dem Wetter schützen soll. Die äußerste Schicht sollte atmungsaktiv sein, damit die vom Körper ausgeschiedene Feuchtigkeit nach außen transportiert wird und verdunsten kann.

Generell gilt beim Zwiebelschalenprinzip, besser mehrere dünne Schichten, als eine dicke Schicht. Des Weiteren sollte darauf geachtet werden, dass die einzelnen Schichten atmungsaktiv sind, damit sich die Wärme bei körperlicher Aktivität nicht zu stark am Körper staut. Softshell-Kleidungsstücke vereinen die Isolationsschicht mit dem Witterungsschutz." Quelle: Wikipedia.de

Ballking® - Besser lange in lang

Kennen Sie Michael „Mikey" Teutul? Mikey ist in doppelter Hinsicht Kult. Er ist der Sohn des Legendären Paul John Teutul, Inhaber von Orange County Choppers, einem US-amerikanischer Motorradhersteller, der sich auf Chopper-Sonderanfertigungen spezialisiert hat. Die Familie ist Mittelpunkt der weltweit erfolgreichen Fernsehserie „American Chopper", die in Deutschland auf Discovery Channel und DMAX ausgestrahlt wird. Mikey ist wohl aber auch der einzige Mensch, der nicht nur bei jeder Gelegenheit

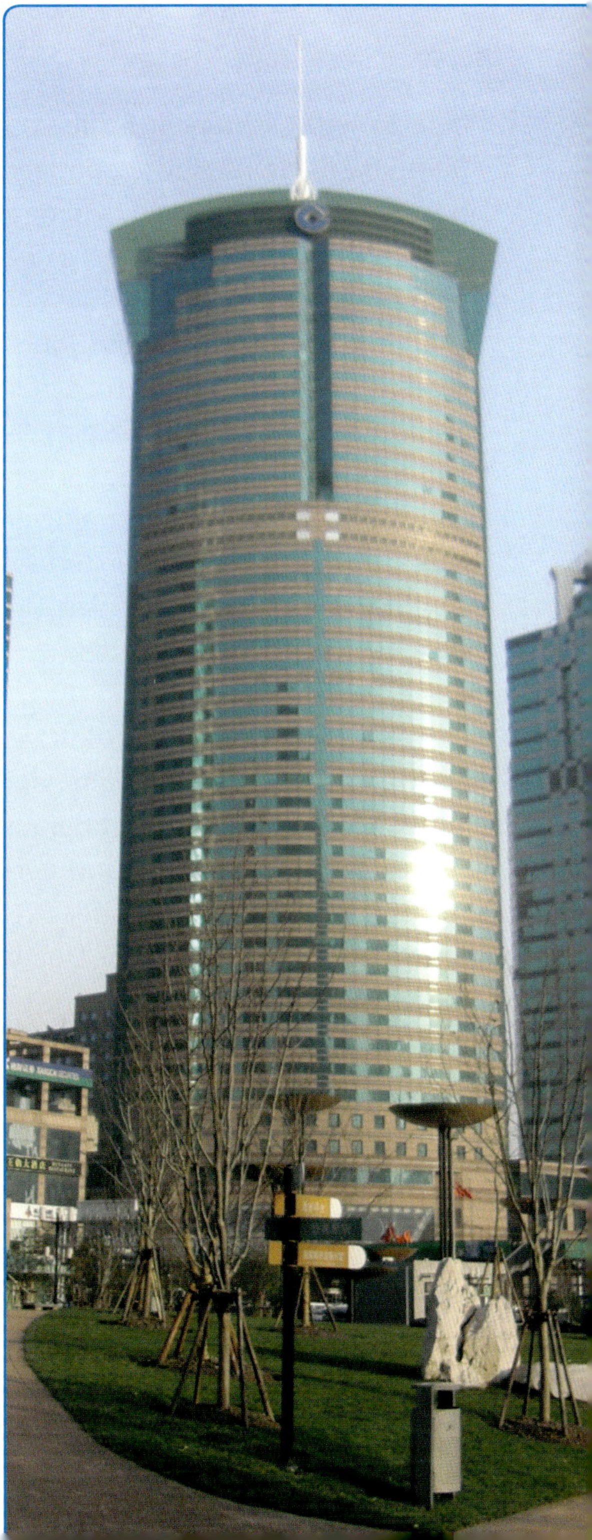

und zu jeder Jahreszeit in kurzen Bermudashorts rumläuft, sondern mit ihnen sogar bei Minusgraden auf dem Motorrad fährt.

Was im Fernsehen für Belustigungen sorgt, erzeugt bei Profis nur Kopfschütteln. Dabei geht es keines Falls um die Abneigung gegen die Zurschaustellung attraktiver Kalk- oder rasierter Hühnerstelzen, sondern um die negativen Auswirkungen auf den Trainingseffekt.

Wer bei kaltem Wetter in kurzer Kleidung läuft, verliert sehr viel Wärme. Der Körper reagiert darauf mit einer Schutzreaktion und vermindert die Durchblutung der Extremitäten (Arme und Beine). Durch diese Schutzreaktion werden nicht nur die Kapillare der Haut verengt, sondern auch die Muskeln schlechter mit Blut und damit wichtigen Nährstoffen versorgt. Gleichzeitig werden die Stoffwechselendprodukte nicht ordentlich abtransportiert und verbleiben im Gewebe und der Muskulatur. Kurz gesagt wird dadurch nicht nur ein positiver Trainingseffekt blockiert, sondern im Gegenteil eine deutliche Schädigung herbeigeführt.

Wer glaubt im Sommer oder bei warmem Wetter müsse man unbedingt in kurzer Kleidung laufen, damit der Körper nicht so aufheizt, der irrt und kann sogar das Gegenteil bewirken. Der Schweiß auf der nackten Haut führt zum Effekt der Verdunstungskälte. Nach diesem Prinzip funktionieren auch Kühlschränke und Klimaanlagen. Der Körper reagiert auf die gesteigerte Kühlung an den Extremitäten mit einer vermehrten Durchblutung, was wiederum zur erhöhten Wärmeabgabe führt. Bereits nach kurzer Zeit wird der Körper gezwungen mehr zu heizen, da ihm zu viel Wärme verloren geht und ihm das Auskühlen drohen könnte. So kann es am Ende trotz nackter Haut zu einer inneren Überhitzung kommen.

Aus dem gleichen Grund empfehlen Mediziner einhellig, besonders beim Sport keine kalten Getränke zu trinken. Im Sommer sollten lauwarme Mineraltees und im Winter Getränke bei Zimmertemperatur getrunken werden. Genauso wie ein Sprung in kaltes Wasser zum Schock führen kann, sind auch sehr kalte Getränke während und kurz nach dem Sport gefährlich.

Bei sehr stark erschöpften Sportlern die sich über eine längere Zeit verausgabt haben, z. B. beim Marathonlauf, kann sogar als Folge der schlagartigen Thermoregulation akutes Kreislaufversagen entstehen.

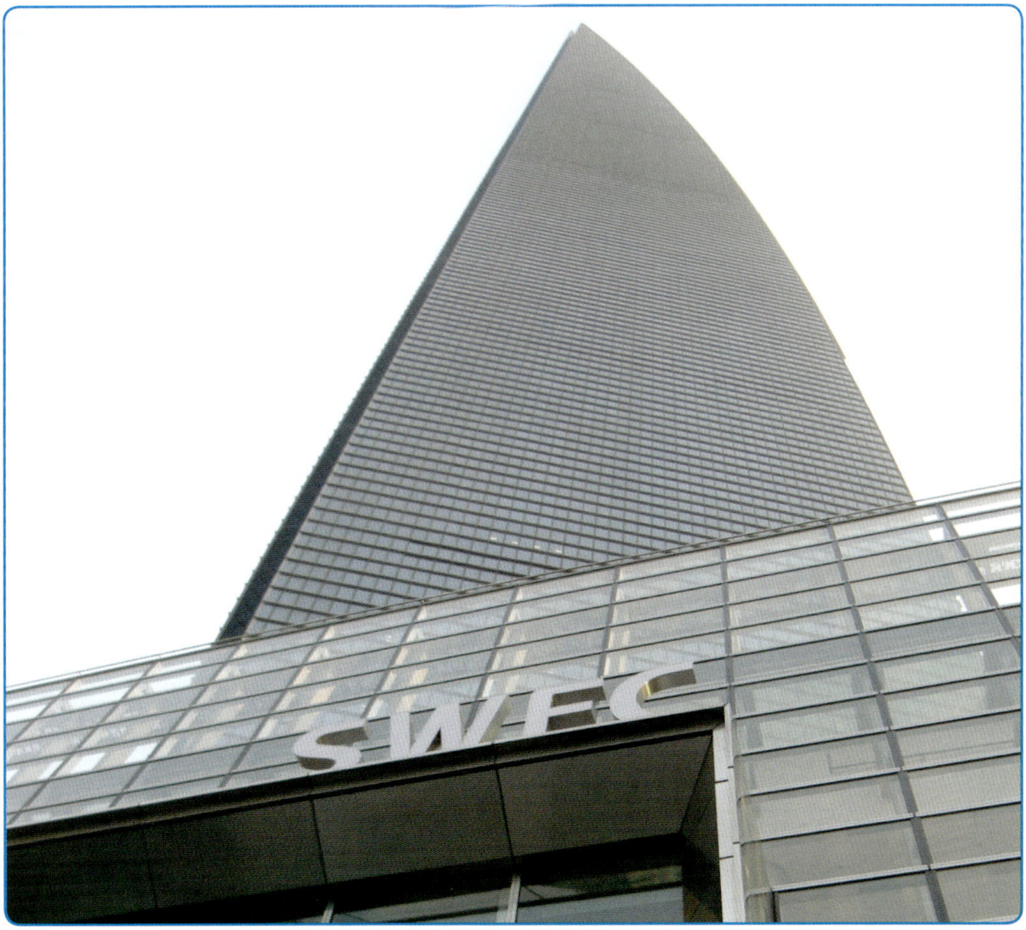

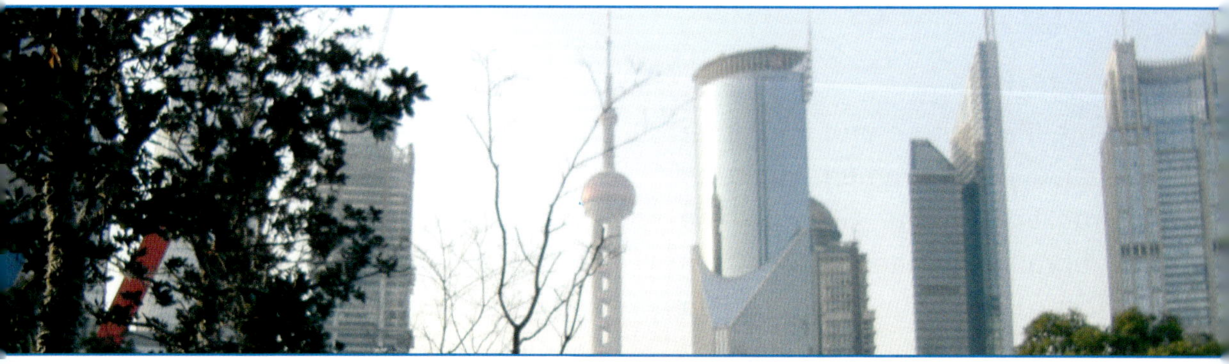

3. Pulsmesser

Die Kontrolle der Herzfrequenz ist die Grundlage für die optimale Trainingssteuerung. Es werden keine umfangreichen Funktionen benötigt, die Pulsuhr muss lediglich den Puls anzeigen. Uhren in Kombinationen mit einem Brustgurt sind empfehlenswert.

Es ist nicht zu empfehlen, das Training durch eine Pulsuhr steuern zu lassen. Diese vorgefertigten Zonen stoßen bei Sportwissenschaftlern auf wenig Gegenliebe und auch in Internetforen lassen sich viele von Sportlern verfasste kritische Meinungen und Praxisberichte finden. Das Training soll durch Körpergefühl und nicht durch einen in eine Uhr eingebauten Taschenrechner gesteuert werden.

Grundsätzlich sollte das Training anfangs durch einen erfahrenen Trainer angeleitet werden. Ziel soll es sein mit Hilfe des Trainers und der Pulsuhr ein eigenes Körpergefühl zu entwickeln. Das Körpergefühl sollte sich nicht primär am Ausreizen der oberen Leistungsgrenze orientieren, sondern es soll ein bewusstes Empfinden zur Bescheidenheit geschult werden.

Der Ehrgeiz ist oft ein großes Hindernis auf dem Weg zum Trainingserfolg. Aufgrund der großen Anfangsmotivation bei Einsteigern kommt es häufig zur Überlastung. Viele überschätzen sich bzw. unterschätzen die Anstrengung während des Trainings. Eine Überlastung macht sich zumeist erst am

• Expertenrat •

Das Aufblinken des Pulses am Handgelenk soll Sie bei jedem Schritt an die Philosophie des Ballkings erinnern:

- **Weniger bringt mehr!**
- **Aus der Ruhe kommt die Kraft!**
- **Der Weg ist das Ziel!**

von Christian Pohl

nächsten Tag bemerkbar und daher wird in der Trainingsstunde sprichwörtlich zu viel Gas gegeben.

Aber auch Wiedereinsteiger gehen oft zu schnell ans Werk. **Jede ausgefallene Trainingswoche wirft einen Freizeitsportler um ca. drei Wochen im Trainingsplan zurück. Es dauert dann noch einmal die gleiche Trainingszeit für jede zurückgeworfene Woche, um sich langsam wieder an den alten Trainingsstand heranzusteigern.**

Wer also drei Wochen im Urlaub war und absolut nichts gemacht hat, der benötigt ca. sechs Wochen um sich langsam wieder auf den Stand zu bringen, welchen er vor Beginn des Urlaubs hatte. **Nach einer Trainingspause von mehr als sechs Monaten muss wieder auf dem Niveau eines Einsteigers begonnen werden.**

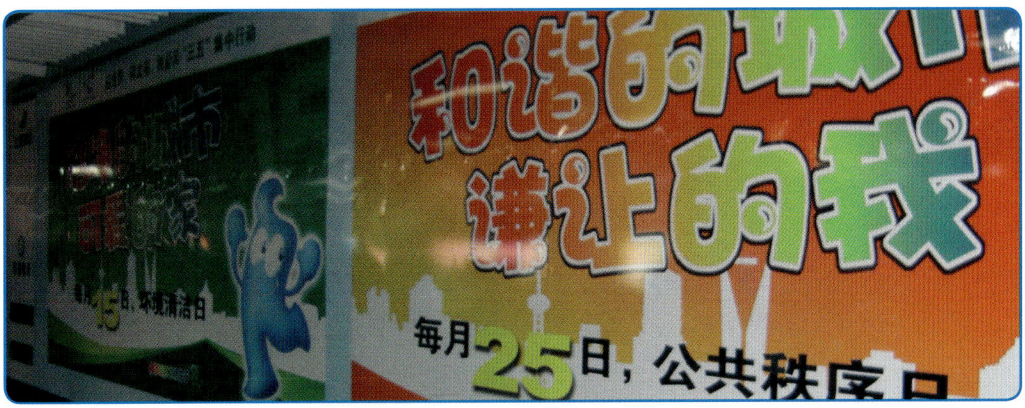

Die Technik des Ballking®

Die Ballkingtechnik ist in zehn Bausteine unterteilt. Durch die Unterteilung können alle Einzelbewegungsphasen separat geübt werden und später zum vollständigen Bewegungsablauf zusammengefügt werden.

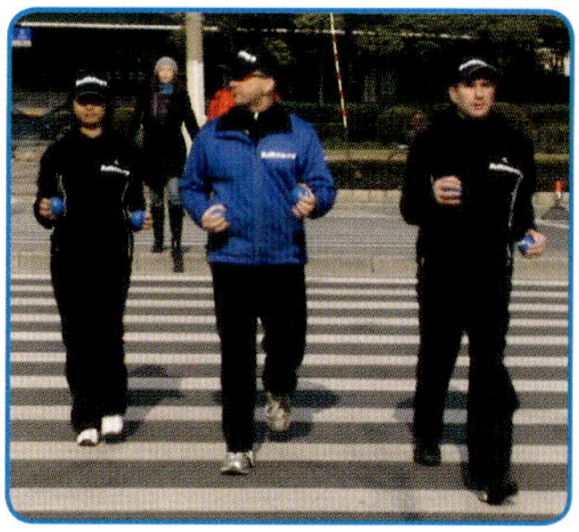

Die Ballkingtechnik ist in zehn Bausteine unterteilt.

Durch die Unterteilung können alle Einzelbewegungsphasen separat geübt werden und später zum vollständigen Bewegungsablauf zusammengefügt werden.

Beim Erlernen der Technik ist es hilfreich sich langsam von unten nach oben vorzuarbeiten. Entsprechend wurde auch die Unterteilung angelegt und so beginnt die Technik in der Fußspitze und geht über die Beine, den Rücken und die Arme bis hoch in den Kopf.

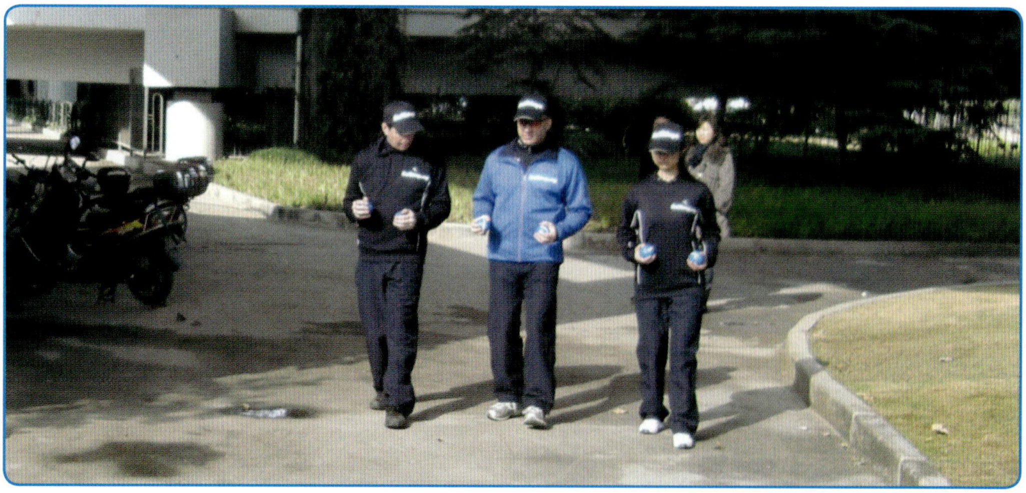

Name des Technikschritt	Kurze Zusammenfassung
1. Fußkick	Beim Fußkick wird die Fußspitze ganz bewusst nach oben angezogen, wenn der Fuß nach vorne geht und auf der Ferse aufgesetzt wird.
2. Fußwippe	Der Fuß wird über die ganze Fläche abgerollt und am Ende ganz deutlich mit der Ferse voran angehoben. Von der Seite wirkt die Fußbewegung wie eine Wippe von Fußspitze zur Ferse.
3. Fußscharren	Im letzten Stadium der Fußwippe wird die Fußspitze kraftvoll abgestoßen, so dass der Fuß wie bei einem Stier über den Boden scharrt.
4. Kniekick	Während der gesamten Zeit des Ballkens werden die Knie immer leicht gebeugt.
5. Stufengang	Bei jedem Schritt wird eine imaginäre Stufe überschritten und die Beine deutlich angehoben, ohne jedoch die Körperhöhe zu verändern.
6. Popresse	Nach dem Motto aus Kohle werden Diamanten und aus einem Birnen- ein knackiger Apfelpo, wird das Gesäß bei jedem Schritt angespannt und bleibt zusammengekniffen.
7. Fragerücken	Der Oberkörper sieht von der Seite aus wie ein Fragezeichen, d. h., die Schultern leicht zurück, Brust raus und den Bauch rein.
8. Armkolben	Die Arme bewegen sich wie die Antriebskolben bei einer Dampfmaschine im Kreuzgang ganz weit vor und zurück.
9. Kneten	In den Händen wird während der ganzen Zeit der Ball zwischen den Fingern hin und her gerollt und fleißig gedrückt und geknetet.
10. Leuchtturm	Der Kopf bleibt aufrecht und wandert um sich blickend in alle Richtungen, die Gedanken sollen dabei wie der Lichtkegel eines Leuchtturms durch die Weiten streifen.

1. Fußkick

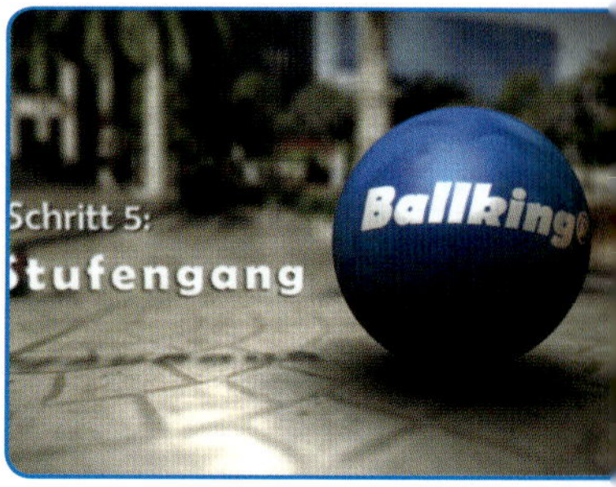

Beim Fußkick wird die Fußspitze ganz bewusst nach oben angezogen, wenn der Fuß nach vorne geht und auf die Ferse aufgesetzt wird.

Hintergrund:

Ballking® setzt auf die Rückfußlauftechnik, d. h., der Fuß soll möglichst von der Ferse über den Ballen bis zu den Fußspitzen abgerollt werden. Dazu ist es erforderlich, dass besonders der vordere Schienbeinmuskel (Musculus tibialis anterior) trainiert wird.

Da bei vielen durch einen eher schlürfenden Alltagsgang der Schienbeinmuskel sehr schwach ausgeprägt ist, fällt es anfänglich oft sehr schwer die Fußspitze beim Gehen anzuheben. Das Anheben erfordert nicht nur große Konzentration, sondern führt auch zur schnellen Ermüdung.

Genauer Bewegungsablauf:

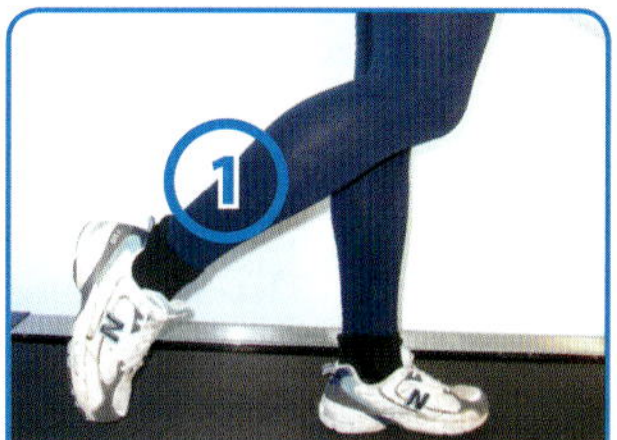

a) Nach der Doppelstützphase, d. h., die Schrittwechselphase, in der beide Füße am Boden sind, wird das Hubbein (1), d. h., dass nach vorne gehende Bein, angehoben.

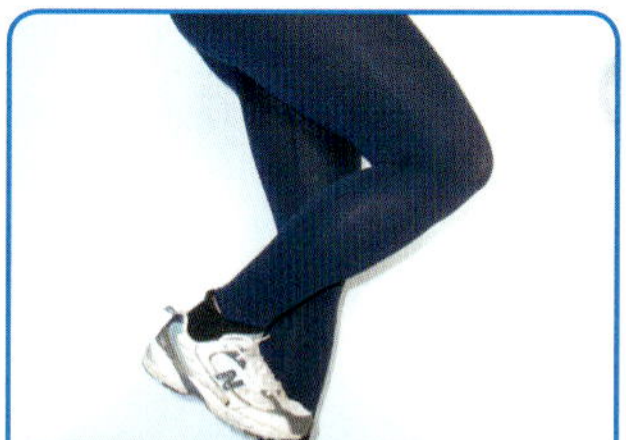

b) Das Knie wird angehoben und der Unterschenkel pendelt nach vorne.

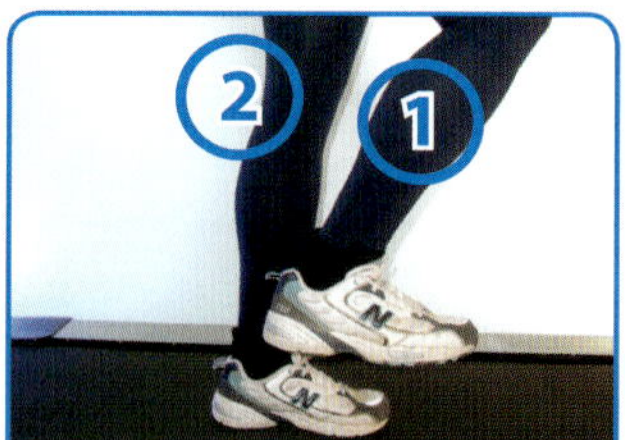

c) Wenn der Fuß des Hubbeins (1) seitlich am Gangbein (2), d. h., das Bein, das noch am Boden ist, angekommen ist, steht die Fußsohle plan, d. h., sie ist parallel zum Boden.

Knotenpunkt:
Vom Abheben bis zum Absetzen des Fußes soll ein runder Ablauf entstehen. Wird der Zeitpunkt des Anflexens nicht rechtzeitig getroffen, muss die Fußstellung durch eine schwierige Klappbewegung korrigiert werden, wodurch die fließende Bewegung zerstört wird.

Besonderes Augenmerk:
Das Bein sollte nicht mit durchgestrecktem Knie aufgesetzt werden. Dies würde die ganze Kraft über die Gelenke und Hüfte in den Körper rammen, wodurch viel Bewegungsenergie verloren geht und die Vorwärtsbewegung abgebremst wird. In einer runden Bewegung wird die Aufsatzenergie durch die runde Bewegung bis in die Abdruckbewegung umgeleitet, was einerseits energetisch effizient ist und andererseits zu einer harmonischen Kraftkurve führt.

Übungen für Zuhause:
Den Fußkick können Sie hervorragend üben, indem Sie jedes Mal beim Runtergehen einer Treppe nur auf den Fersen laufen. Stellen Sie sich vor, Sie hätten vorne unter dem Ballen eine Reiszwecke im Schuh und dürften daher den Fuß nicht ganz aufsetzen.

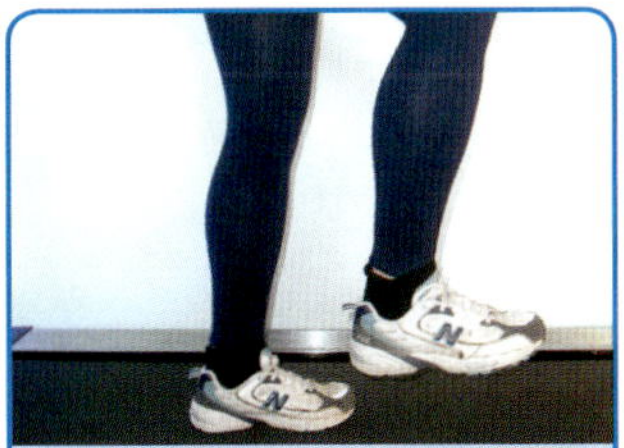

d) Sobald der Fuß des Hubbeins vor dem Körper ist, wird der Fuß angeflext, d.h., die Fußspitze wird in Richtung Knie angezogen.

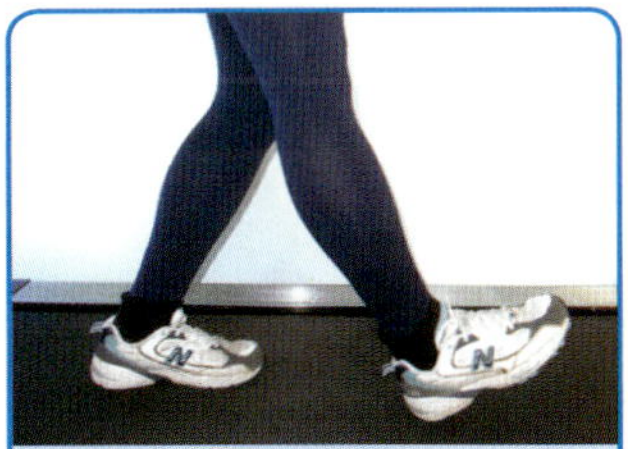

e) Kurz bevor das Knie des Hubbeins die volle Streckung erreicht, soll die Ferse den Boden erreichen.

Outdoorübung:
Gehen Sie im ganz normalen Tempo und versuchen bei jedem Schritt bewusst die Fußspitzen anzuflexen. Nach 200 Meter können Sie für 200 Meter pausieren und dann geht es von vorne los.

2. Fußwippe

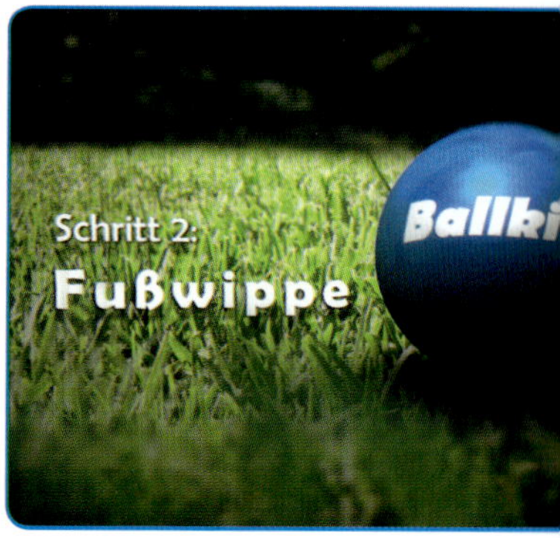

Der Fuß wird über die ganze Fläche abgerollt und am Ende ganz deutlich mit der Ferse voran angehoben. Von der Seite wirkt die Fußbewegung wie eine Wippe von Fußspitze zur Ferse.

Hintergrund:

Ballking® soll besonders die Fußgelenke schonen. Durch das Abrollen des Fußes soll die Gewichtskraft über die natürliche Bewegungsrichtung des Gelenkes geleitet werden. Gleichzeitig sollen durch das Abrollen Reibungsverluste bzw. ein Stocken der Bewegungen vermieden werden. Damit wird die Ballkingenergie nicht schon durch die Füße absorbiert, sondern kann sich gänzlich in den Vortrieb entfalten.

Knotenpunkt:

Das Abrollen muss kontrolliert durch den Fußheber (vorderer Schienbeinmuskel) abgebremst werden. Da die Wadenmuskulatur bei vielen meist deutlich stärker ist als der Fußheber, ist der Gegenzug zu stark, so dass der Fuß unkontrolliert auf den Boden platscht. Die Konzentration auf den kurzen Haltemoment in der Sekunde nach dem Aufsetzen ist der entscheidende Knotenpunkt.

Genauer Bewegungsablauf:

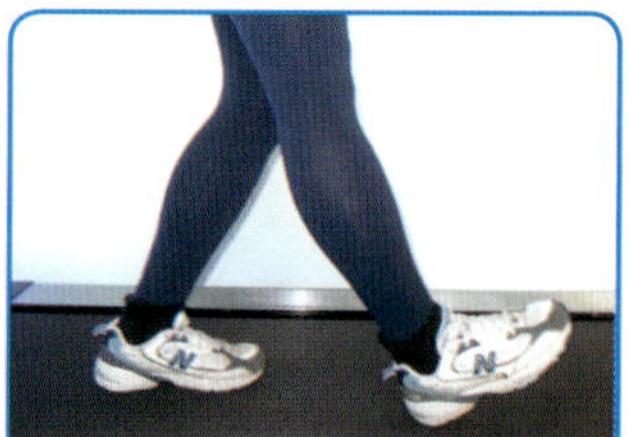

a) Kurz bevor das Knie des Hubbeins die volle Streckung erreicht, soll die Ferse den Boden erreichen.

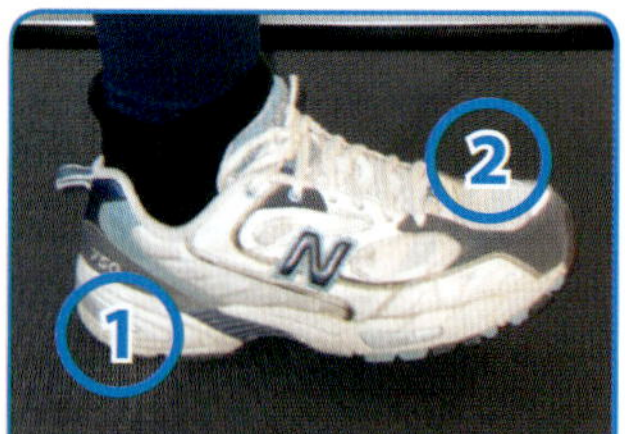

b) Sobald die Ferse den Boden berührt, beginnt die Abrollbewegung von der Ferse (1) zum Ballen (2).

Besonderes Augenmerk:

Der Fuß soll locker und mit natürlicher Pronation abgerollt werden. Ein gerades Abplatschen auf den Boden soll vermieden werden, da dies die Achillessehne stark belastet. Weiter soll vermieden werden, dass der Fuß bei Überpronierer stärker nach innen abknickt.

Übung für Zuhause:

Sie können im Sitzen oder Stehen mit dem Fuß auf den Boden tappen. Vielleicht hören Sie gerade ein schönes Lied und wollen mit dem Fuß im Takt mittappen. Entgegen der allgemeinen Gewohnheit tappen Sie nicht mit dem Ballen auf den Boden, sondern halten die Fußspitzen die ganze Zeit angeflext. Jetzt machen Sie keine laut platschende, klappende Tappbewegung, sondern Rollen von der Ferse bis auf die angezogenen Fußspitzen wie beim Kräuterschneiden mit einem Wiegemesser hin und her. Die Wade sollten Sie möglichst locker lassen.

Outdoorübung:

Gehen Sie im ganz normalen Tempo und versuchen bei jedem Schritt bewusst die Fußspitzen anzuflexen und anschließend den Fuß sanft abzurollen. Stellen Sie sich vor, Sie laufen mit nackten Füßen über einen Schotterweg mit kleinen pieksenden Steinen und müssten daher die Füße ganz sanft abrollen. Nach 400 Meter können Sie für 200 Meter pausieren und dann geht es von vorne los.

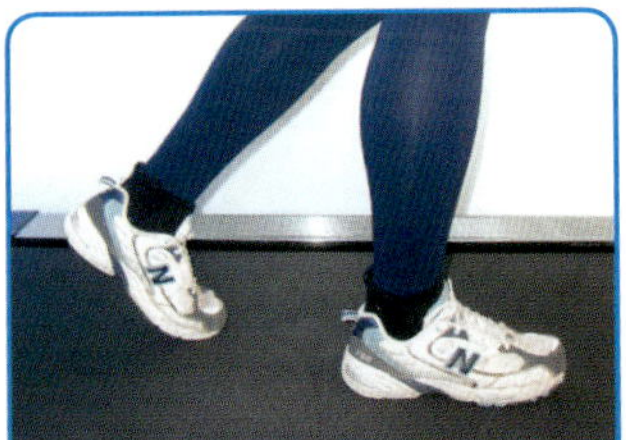

c) Das Abrollen ist in dem Moment abgeschlossen, wo der Unterschenkel senkrecht zum Boden steht.

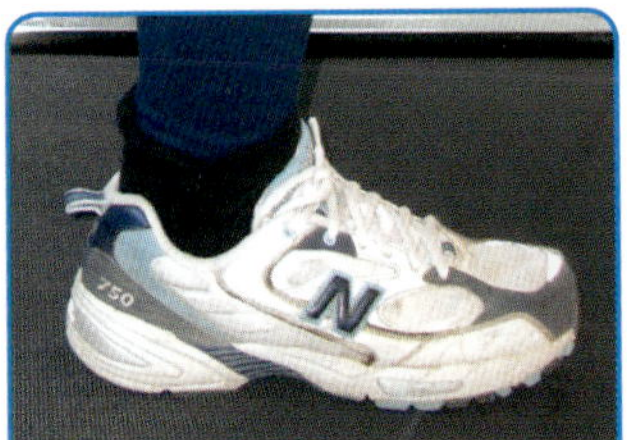

d) Es folgt ein nur sehr kurzer Moment, in dem die Sohle komplett flach auf dem Boden ist.

3. Fußscharren

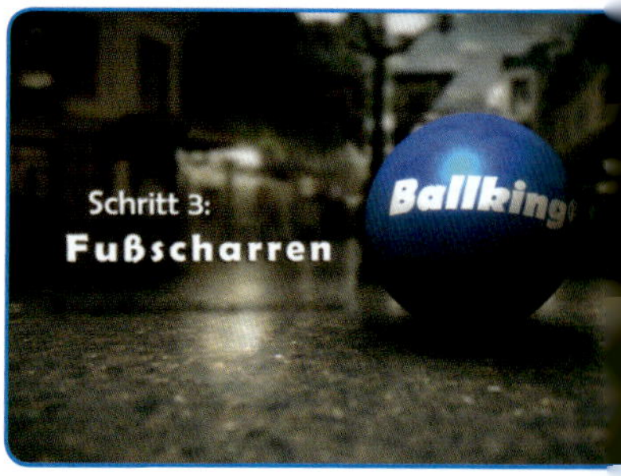

Im letzten Stadium der Fußwippe wird die Fußspitze kraftvoll abgestoßen, so dass der Fuß wie bei einem Stier über den Boden scharrt.

Hintergrund:

Die Vorwärtsbewegung soll nicht nur aus den raumgreifenden Schritten, sondern auch aus der Abdruckbewegung der Füße kommen.

Im Gegensatz zum Startblock beim Sprinten gibt es beim Ballking® kein Objekt, gegen das sich der Gegendruck richten kann. Nachdem der Fußkick einen Energieverlust beim Aufsetzen des Fußes verhindern soll, soll die Fußwippe die Energie von der Ferse zum Ballen umleiten. Aufgabe des Fußscharrens ist es nun die erhaltene Energie der Bewegung in Synergie mit dem Boden zu nutzen.

Genauer Bewegungsablauf:

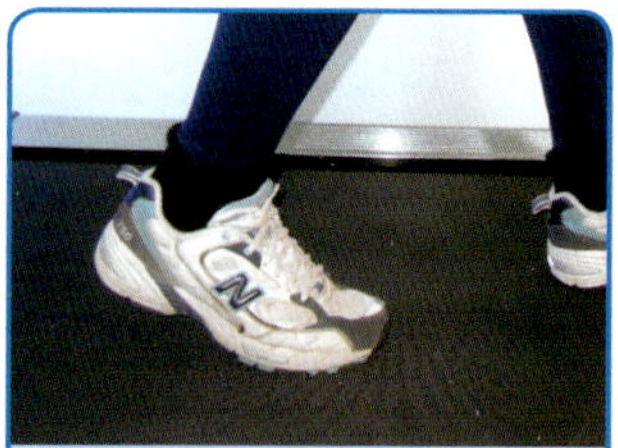

a) Nach einem sehr kurzen Moment, in der die Sohle komplett flach auf dem Boden ist, wird die Ferse angehoben.

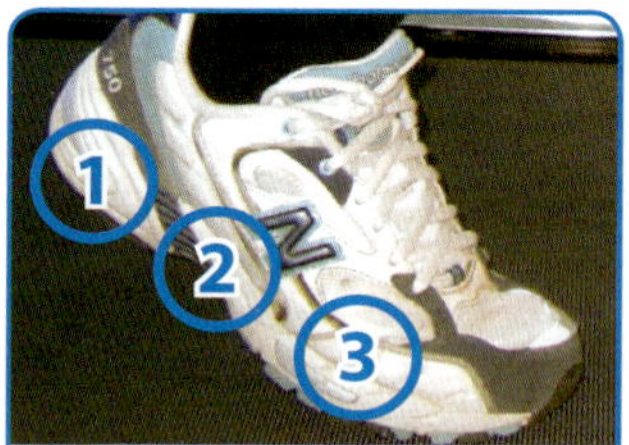

b) Nach der Ferse (1) wird der Mittelfuß (2) bis zum Ballen (3) angehoben.

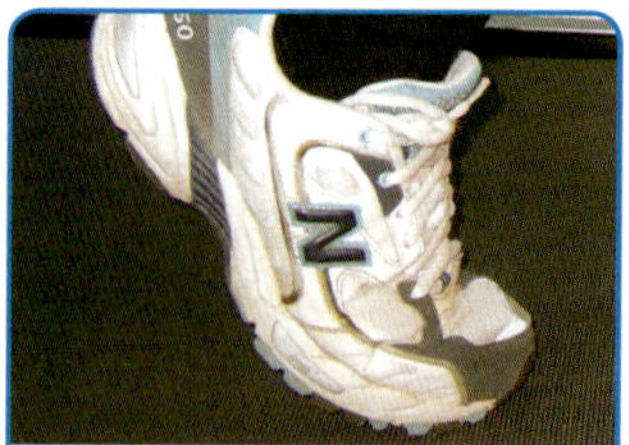

c) Sobald das Gewicht auf dem Ballen liegt, beginnen die Fußspitzen gegen den Boden zu drücken.

Diese Technik ist es, die beim Joggen einen Spitzen- von einem sehr guten Langläufer unterscheidet. Gemäß dem physikalischen Pendelprinzip von Actio und Reactio, d. h., für jede Kraft, die in eine Richtung wirkt, gibt es eine gleich große Kraft, die ihr entgegenwirkt, geht es bei der optimalen Fußtechnik um das absolute Minimaxprinzip. Was umgangssprachlich mit der Vermeidung von Reibungsverlusten beim Aufsetzen und Abrollen des Fußes gemeint ist, bedeutet, dass bei jedem Schritt nur minimal Kraft in den Boden abgeleitet werden bzw. in eine bremsend wirkende Richtung gehen soll. Die ganze Aufprallenergie des Fußes soll möglichst so gerichtet sein, dass diese eine Gegenkraft aus dem Boden erzeugt, die wiederum vom Fuß mit in die Vorwärtsbewegung aufgenommen werden kann. Aus diesem Grund sind die Fußspitzen der letzte Kraftkontakt zum Boden. Indem sie quasi schräg gegen den Boden wirken, wirkt der Boden durch den gleichen Gegendruck entgegengesetzt zurück. Dieser Gegendruck geht bei optimaler Fußstellung über den Fuß und das Bein auf den Körper vorwärtsdrückend über, so dass förmlich ein kleiner Schubs gegeben wird.

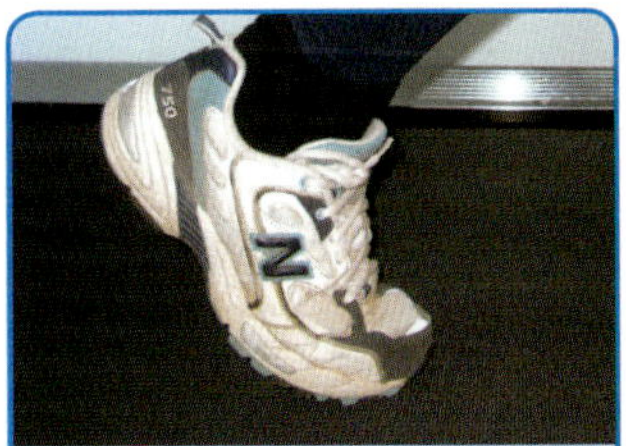

d) Der Druck der Fußspitzen soll bis zum Abheben der Schuhspitzen aufrecht gehalten werden.

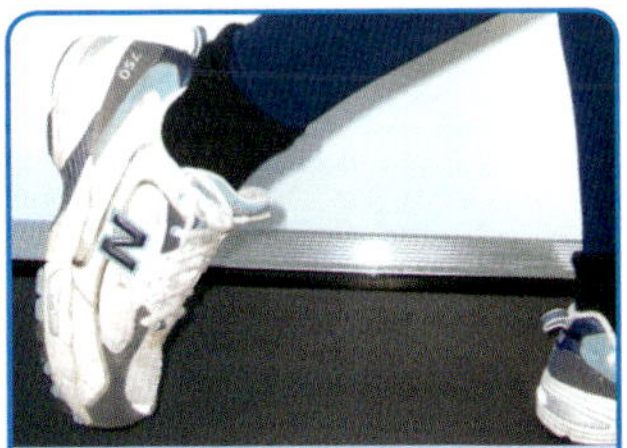

e) Am Ende wird der Fuß angehoben und die Sohle steht senkrecht zum Boden.

Knotenpunkt:

Der Knotenpunkt der Bewegung liegt darin, den Fuß nicht über den Boden abrutschen zu lassen. Beim Abrutschen entsteht ein entgegengesetzter Effekt, d. h., durch das Verhindern des

Wegrutschens wird für Augenblicke das Bein stabilisierend zum Körper angezogen, wodurch der Bewegungsfluss durchbrochen wird, die komplette Kraft aus der Abrollbewegung verloren geht und sogar

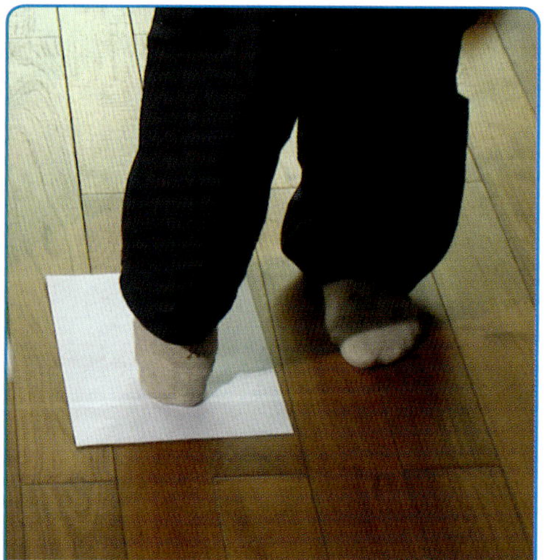

Übungen für Zuhause:

Legen Sie ein Stück Papier auf den Boden und stellen einen Fuß drauf. Ohne Beinschwung soll der Fuß nun bis zur Fußspitze hochgerollt werden. Am Ende soll das Blatt Papier mit den Fußspitzen möglichst weit nach hinten geschleudert werden.

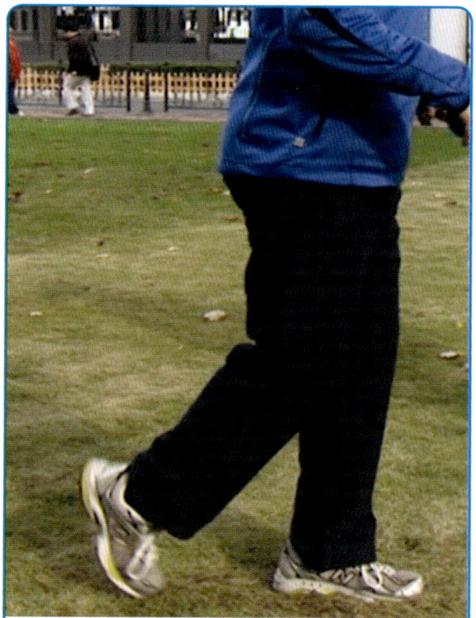

Outdoorübung:

Für diese Übung eignet sich ein möglichst sandiger Boden. Um ein Gefühl für den Fuß zu bekommen, übertreiben Sie das Fußscharren, so dass nach jedem Abdruck des Fußes der Sand nach hinten weggeschleudert wird. Gibt es bei Ihnen nur gepflasterte Wege, dann versuchen Sie nur zu Übungszwecken bei jedem Fußscharren ein möglichst lautes Scharrgeräusch mit der Fußspitze zu erzeugen.

unnötig neue Kraft erzeugt werden muss.
Der Fuß muss also beim Übergang von der Sohle über den Ballen und besonders den Fußspitzen unter Kontrolle gehalten werden.

Besonderes Augenmerk:
Im Winter sollte selbstverständlich nicht über vereiste Flächen gelaufen werden, da Eis zu rutschig für das Abdrücken des Fußes ist und die Gefahr des Ausrutschens besteht.

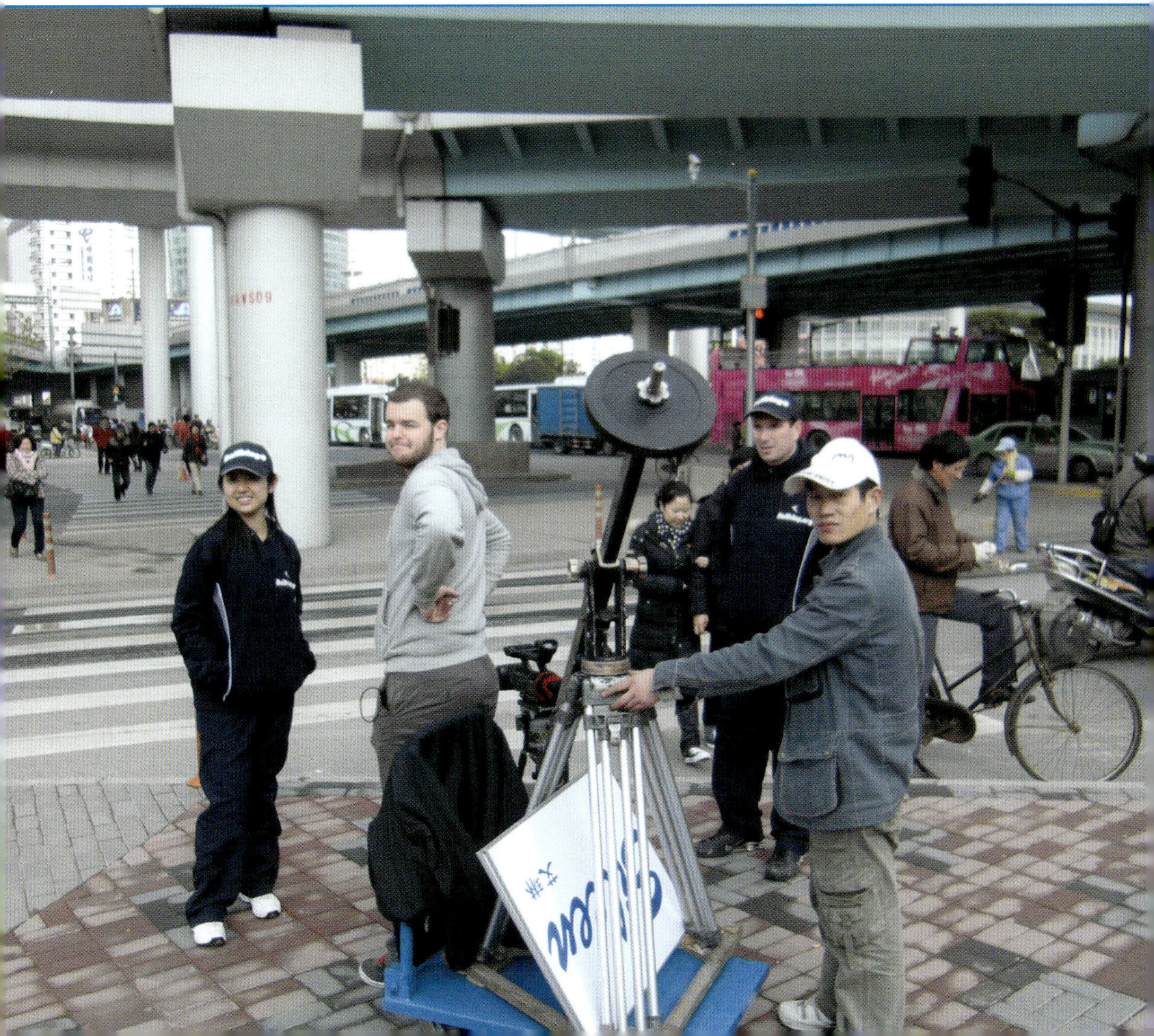

4. Kniekick

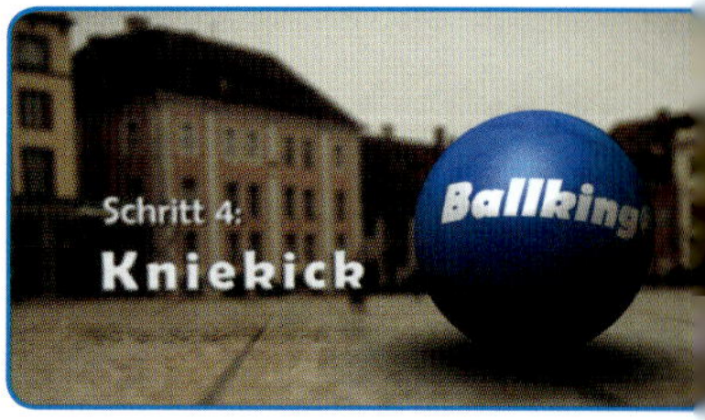

Während der gesamten Zeit des Ballkens werden die Knie immer leicht gebeugt.

Hintergrund:

Beim Ballking® soll nicht nur eine energetisch effiziente Gangtechnik ausgeübt werden, sondern auch die Gelenke maximal geschont werden. Besonders die Kniegelenke leisten beim Gehen Schwerstarbeit. Über 95 Prozent des Körpergewichtes liegt oberhalb der Knie und muss im Wechsel von den Kniegelenken getragen werden. Je größer der Schwung ist, mit dem sich der Körper nach jedem Schritt wieder Richtung Boden bewegt, desto größer ist die Gewichtskraft, die auf die Kniegelenke einwirkt. Beim Ballking® soll nun möglichst eine konstante Körperhöhe gehalten werden. Entsprechend müssen die Knie immer leicht gebeugt gehalten werden. Diese Haltung nimmt so viel Sprung aus dem Körper, das sich der Druck des Gewichtes auf die Kniegelenke nicht multipliziert.

Bei Marathonläufen, die im Fernsehen übertragen werden, kann diese Technik sehr gut beobachtet werden. Wenn die Motorradkamera

Genauer Bewegungsablauf:

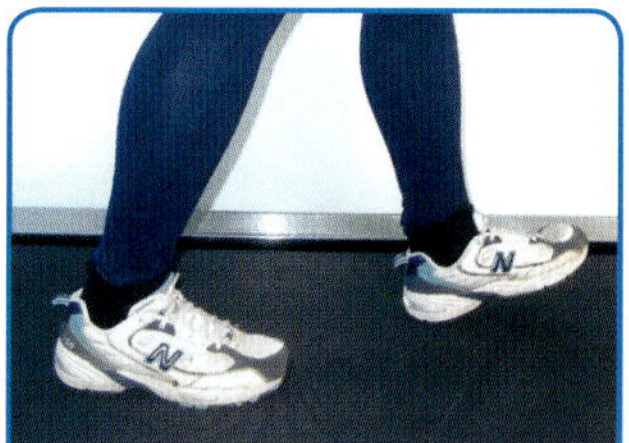

a) Die Ferse wird mit nicht ganz durchgestrecktem Knie vorne aufgesetzt.

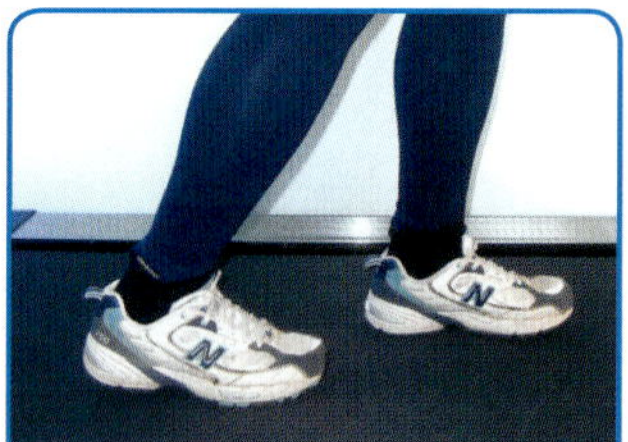

b) Das fordere Bein muss beim Schritt- bzw. Beinwechsel so gebeugt bleiben, dass der Oberkörper auf gleicher Höhe bleibt.

seitlich neben den Läufern herfährt, scheinen sich die Läufer wie auf einem Fließband nach vorne zu bewegen. Es ist kaum ein Auf- und Abhüpfen zu sehen. Statt viel Energie ins Hüpfen zu vergeuden, investieren die Profiläufer ihre Kraft nur zum Vorankommen.

Knotenpunkt:
Die meisten Menschen laufen im Alltag gestreckt umher, um möglichst groß zu erscheinen. Gerade bei Frauen wird dies durch hohe Absätze noch verstärkt. Es ist relativ einfach sich auf ein kurzes Beugen der Knie einzulassen, sobald die Konzentration jedoch auf etwas anderes gerichtet wird, fallen die meisten wieder in das alltägliche gestreckte Gangmuster zurück.

Es ist also wichtig, dass die Technik immer wieder in kurzen Abständen aufgerufen und in den Fokus der Konzentration gelegt wird. Am Anfang sollte dies wirklich alle 30 Sekunden erfolgen. Nach einiger Zeit gewöhnt der Körper sich daran und dann kann der Zeitraum der Bewegungskontrolle von Stunde zu Stunde verdoppelt werden.

Besonderes Augenmerk:
Bei zu starker Beugung der Knie wird zwar im positiven Sinne der Krafteinsatz der Oberschenkel erhöht, dies

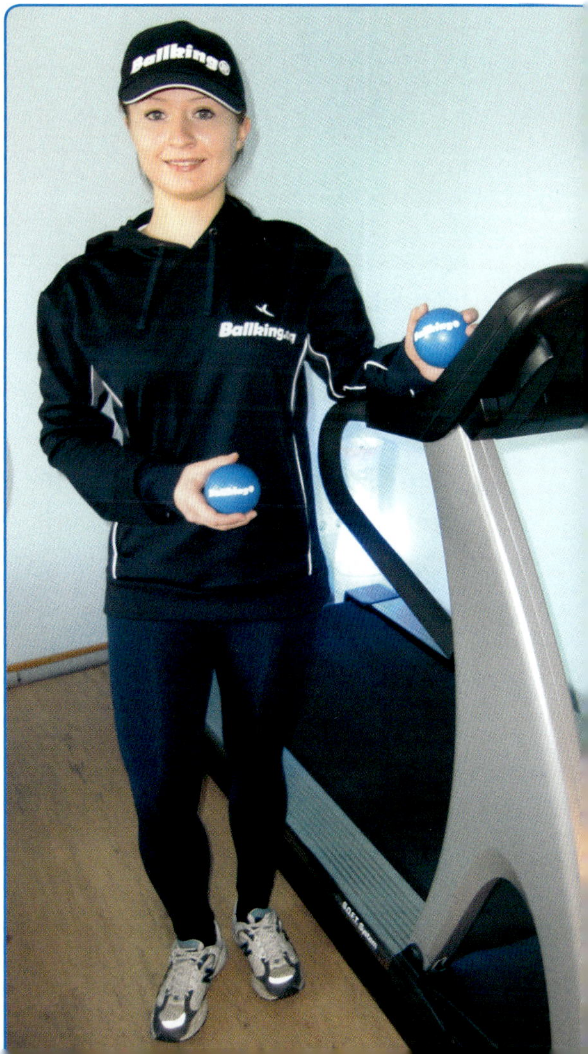

geht jedoch voll zulasten der Kniegelenke. Sowohl die Bänder, Sehnen bis hin zu den Schleimbeuteln werden durch die enorme Zugkraft der Muskeln so sehr belastet, dass es auch zu Verletzungen kommen kann. Der sprichwörtliche Gang in die Hocke über größere Strecken und bei hohem Übergewicht soll demnach vermieden werden.

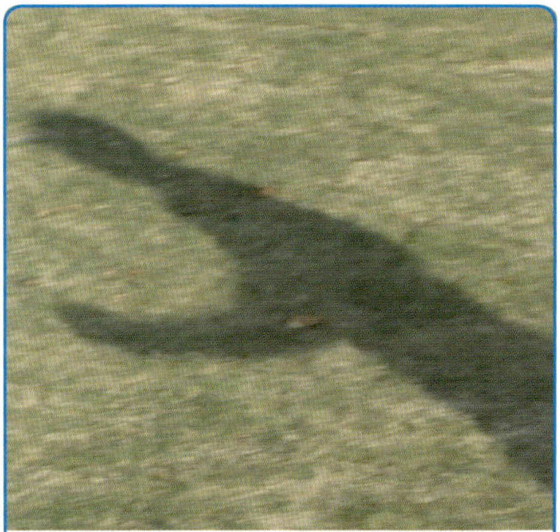

Outdoorübung:

Bei Sonnenschein hilft Ihnen Ihr Schatten beim Üben. Ballken Sie so, dass sich Ihr Schatten gleichmäßig ohne zu tänzeln über den Boden bewegt. Ohne Sonne schauen Sie beim Ballken zur Seite auf in Augenhöhe vorbeiziehende Objekte direkt am Wegesrand, z. B. Zäune, Wände oder Pflanzen. Wenn die Augen starr geradeaus schauen, sollen die Objekte nicht auf und abwippen.

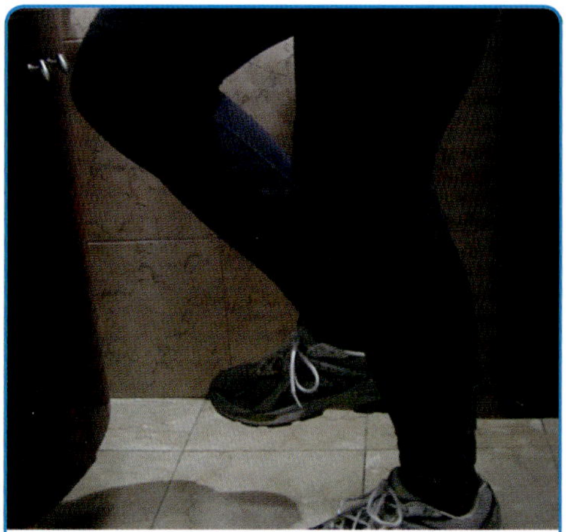

Übung für Zuhause:

Stellen Sie sich vor einen großen Spiegel und gehen leicht in die Knie. Heben Sie nun im Wechsel jeweils ein Bein nach vorne an, bis der Oberschenkel waagerecht ist. Wenn Sie sich dabei im Spiegel in die Augen sehen, darf Ihr Oberkörper sich nicht auf und ab bewegen.

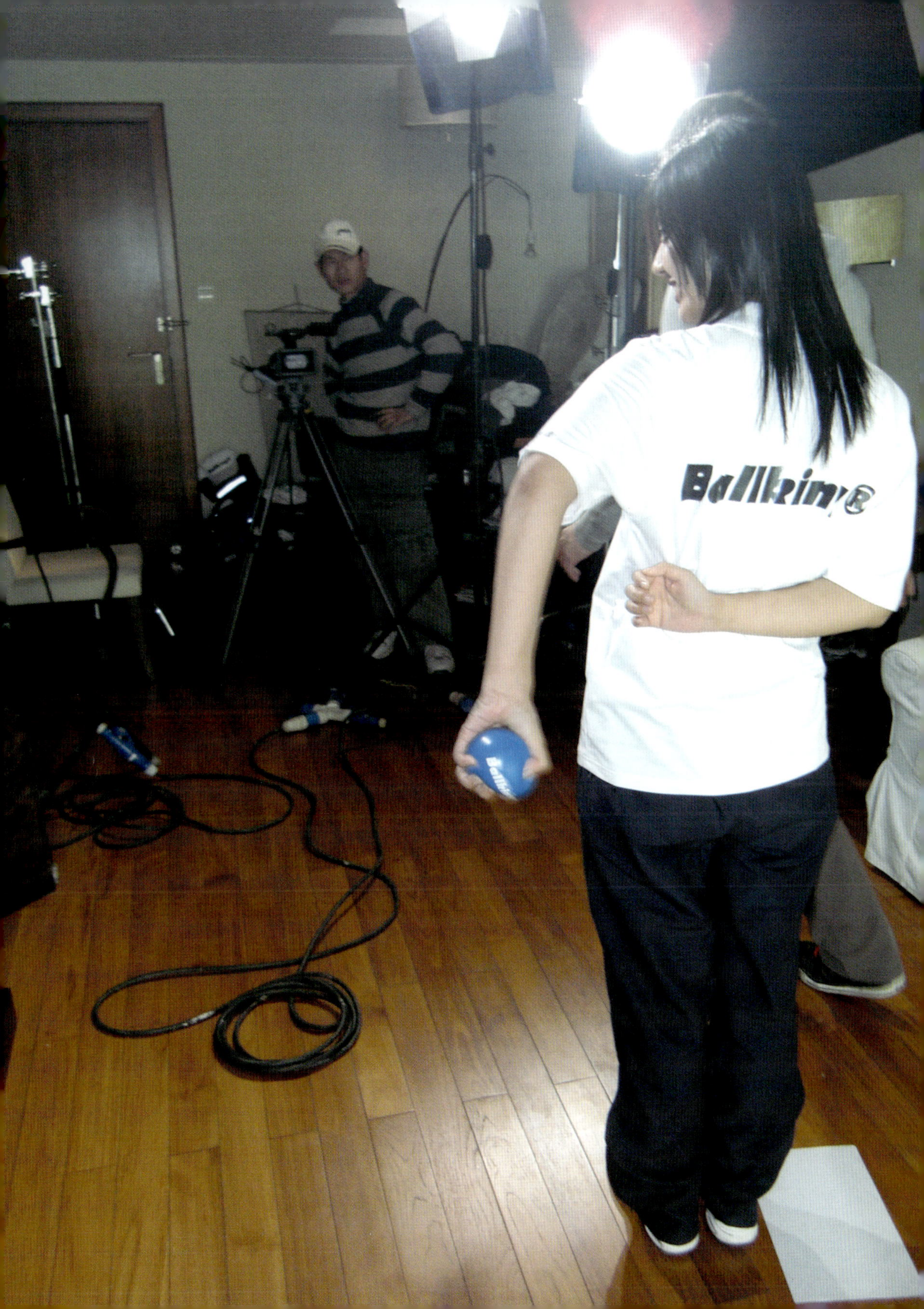

5. Stufengang

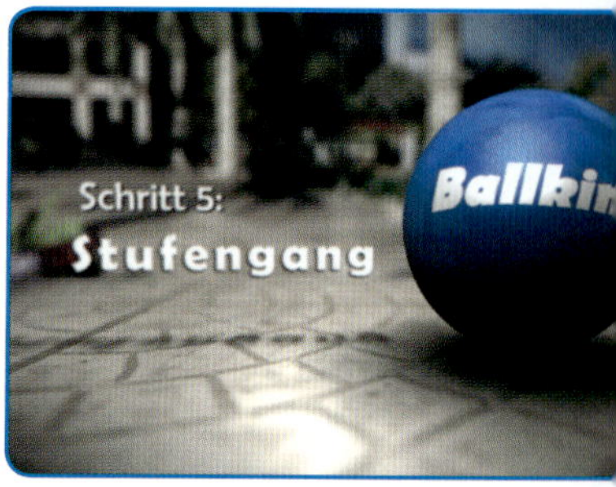

Bei jedem Schritt wird eine imaginäre Stufe überschritten und die Beine deutlich angehoben, ohne jedoch die Körperhöhe zu verändern.

Hintergrund:

Beim Ballking® sollen besonders die Koordination und der Gleichgewichtssinn durch einen bewussten Gang geschult werden.

Im Alltag neigen viele Menschen eher zu einem schlürfenden Gang, besonders mit steigendem Alter nimmt diese Tendenz zu. Ein schlürfender Gang führt zu geringerer Stabilität und dem Verlust weiterer koordinativer Fähigkeiten.

Durch den Stufengang wird bei jedem Schritt das Bein bewusst angehoben, was letztendlich zu einem sichereren Gang führt.

Genauer Bewegungsablauf:

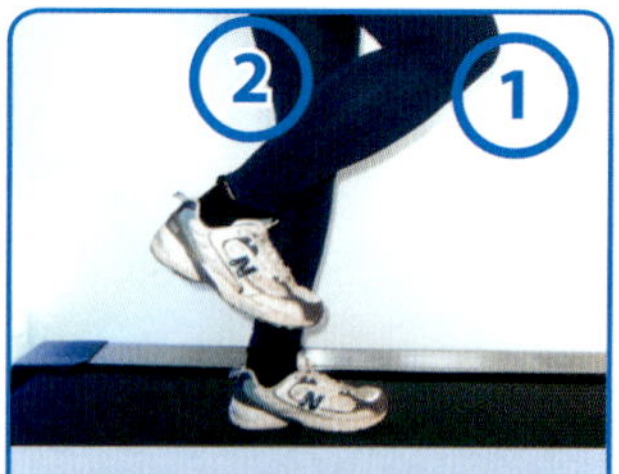

a) Sobald das Knie des Hubbeins (1) das Gangbein (2) passiert hat, wird das Knie nach vorne angehoben.

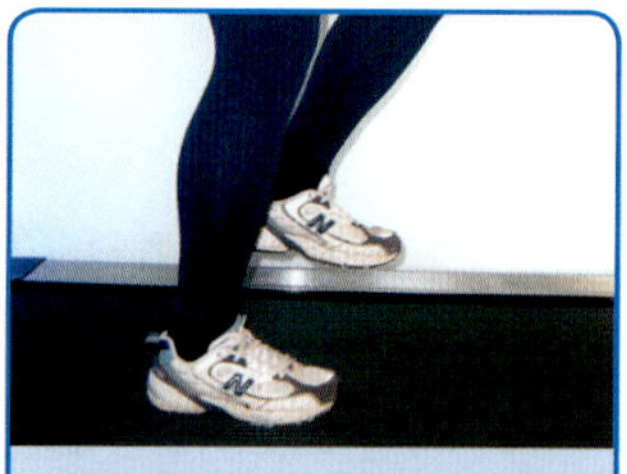

b) Der Fuß wird mindestens auf halbe Schienbeinhöhe angehoben.

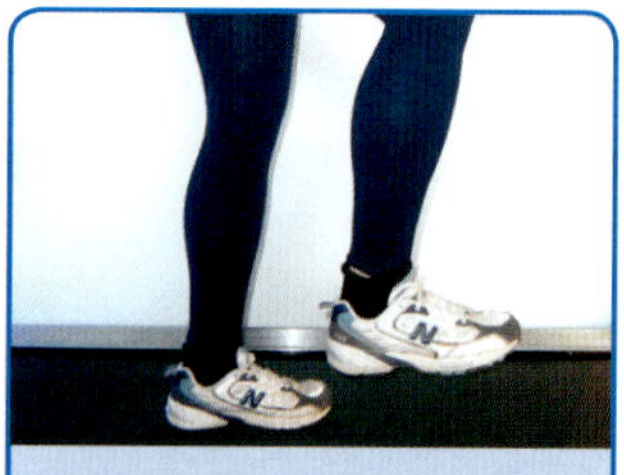

c) Nach dem der Fuß den Zenit überschritten hat greift er raumgreifend nach vorne.

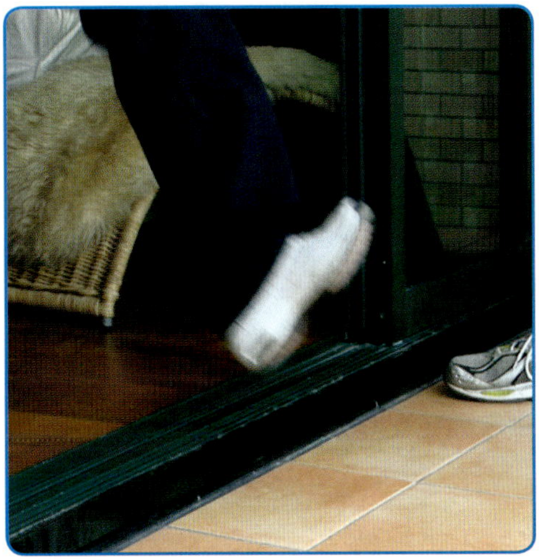

Knotenpunkt:

Es muss die Vorstellung im Kopf verankert werden, dass sich die Stufe vor dem Körper befindet. Zumeist wird anfänglich der Fuß fälschlich in Richtung Po angehoben, d.h., kurz nachdem der Fuß vom Boden abgedrückt wurde und noch hinter dem Gangbein ist.

Übung für Zuhause:

Jedes Mal wenn Sie durch eine Tür gehen, heben Sie das Bein so an, als müssten Sie über eine kleine Stufe auf der Türschwelle steigen.

Outdoorübung:

Für Anfänger ist es besonders empfehlenswert das Knie des Hubbeins bis zur Waagerechten anzuheben. Kann das Knie aufgrund mangelnder Kraft oder Koordination nicht so hoch angehoben werden, kann auch der Fuß des Hubbeins zu Übungszwecken so dicht am Gangbein vorbeigeführt werden, dass die Innenseite der Wade berührt wird. Durch die Berührung kann direkt gespürt werden, ob der Fuß hoch genug angehoben wurde.

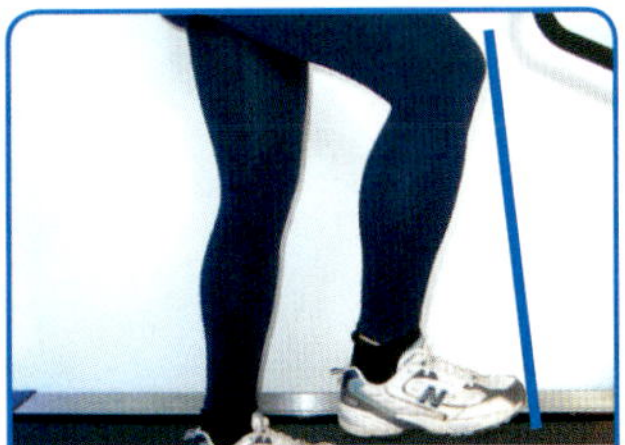

d) Das Knie bleibt so lange angehoben, bis die Fußspitze vor dem Knie zu sehen ist (Sichtlinie).

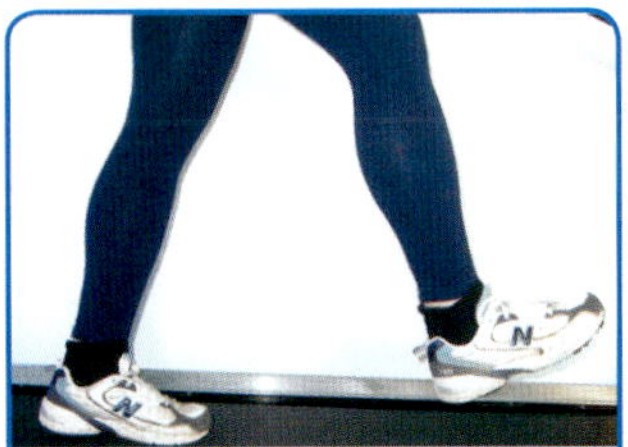

e) Sobald der Fuß vor dem Knie ist, gehen beide in Richtung Boden.

6. Popresse

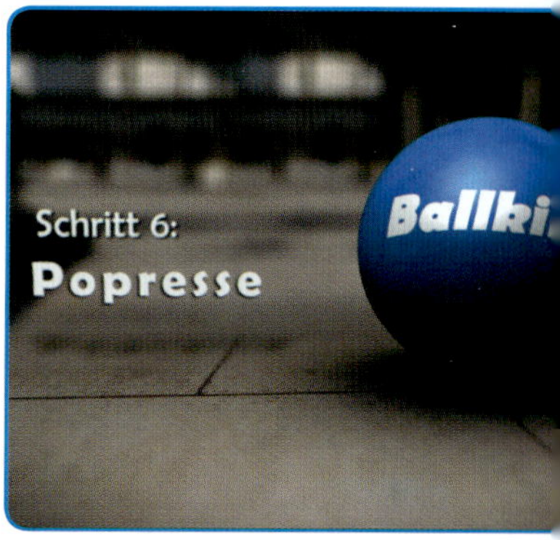

Nach dem Motto aus Kohle werden Diamanten und aus einem Birnen- ein knackiger Apfelpo, wird das Gesäß bei jedem Schritt angespannt und bleibt zusammengekniffen.

Hintergrund:

Das Anspannen der Gesäßmuskulatur dient nur nebensächlich der Stabilisierung der Hüfte, hauptsächlich soll das Muskeltraining für den Po verstärkt werden. Ziel ist die Gesäßmuskulatur so zu stärken, dass der Hintern dadurch gestrafft wird. Natürlich hilft das Training von Beckenboden- und Pomuskulatur auch zur Prävention von Inkontinenz.

Knotenpunkt:

Der Knotenpunkt liegt darin, die Spannung im Po während der Bewegung zu halten. Anfänglich fällt es schwer auf der einen Seite den Po anzuspannen und sich gleichzeitig auf die weitere Bewegung zu konzentrieren.

Besonderes Augenmerk:

Das isometrische Muskeltraining, d.h., ein Muskel wird über längere Zeit ohne Längenänderung in Spannung gehalten, ist eine sehr

Genauer Bewegungsablauf:

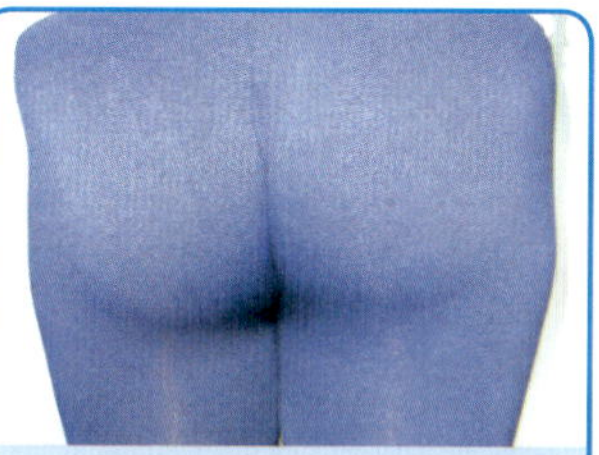

a) Möglichst über lange Strecken soll der Po angespannt werden.

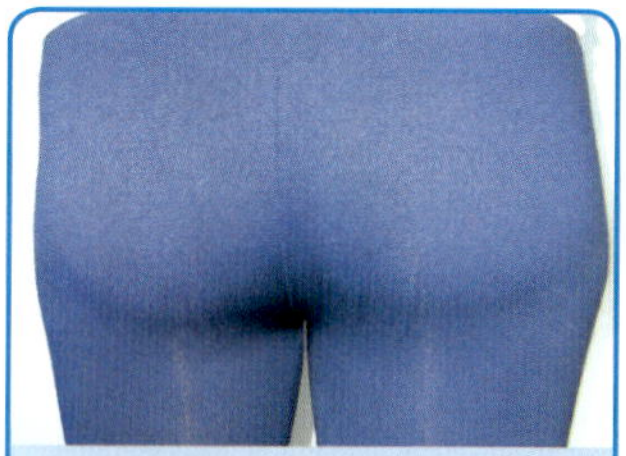

b) Nach jeweils 200 Meter bzw. zwei Minuten wird der Muskel für 30 Sekunden entspannt.

effektive Trainingsmethode. Es sollte jedoch nicht vergessen werden, dass Muskeln für die Spannung Energie brauchen. Aus diesem Grund muss die Spannung zwischenzeitlich gelöst werden, damit der Muskel mit frischem Blut und Nährstoffen durchspült wird und die Stoffwechselendprodukte abtransportiert werden können. Bleibt der Muskel über zu lange Zeit unterversorgt, kann es zu einem Muskelkrampf kommen.

Übung für Zuhause:

Versuchen Sie immer dann, wenn Sie im Haus irgendwo stehen, z. B. beim Zähneputzen im Bad oder beim Kaffeekochen in der Küche, den Hintern zusammen zu kneifen.

Outdoorübung:

Ballken Sie mind. 200 Meter mit angespanntem Po, bevor Sie ihn für 30 Sekunden wieder entspannen. Stellen Sie sich vor, Sie müssten dringend auf die Toilette und ziehen dann den Hintern so zusammen, als würden Sie versuchen den Drang aufzuhalten.

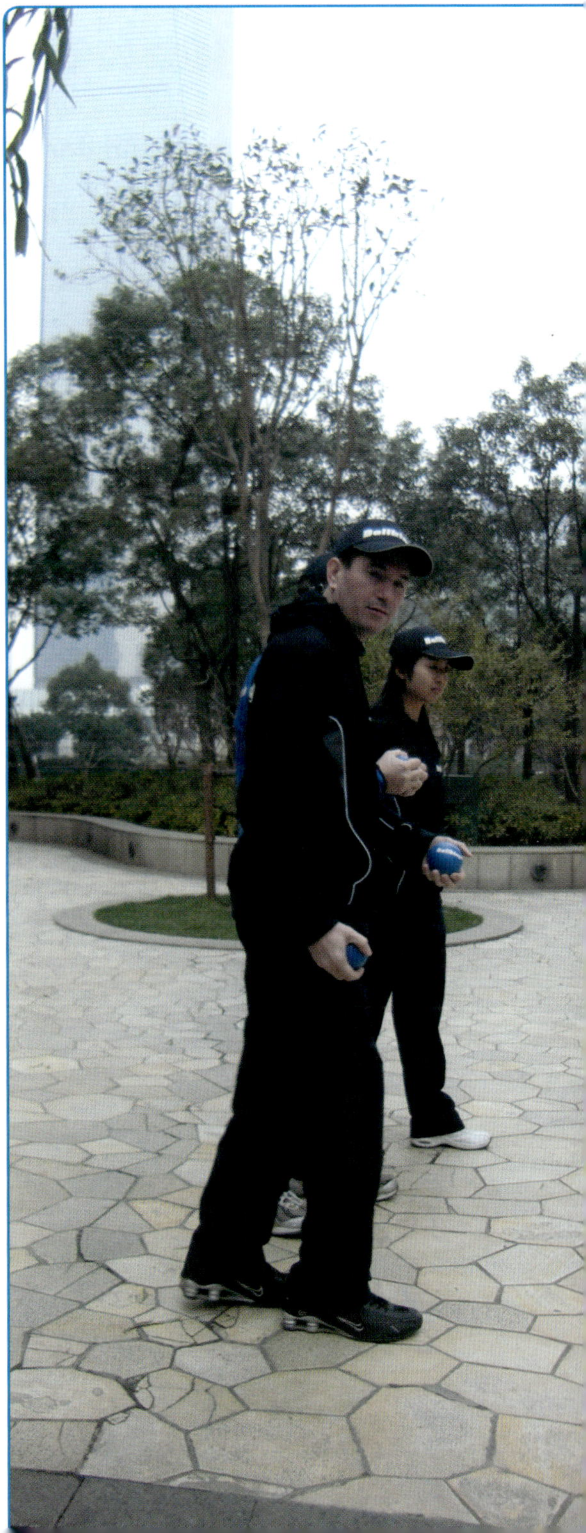

7. Fragerücken

Der Oberkörper sieht von der Seite aus wie ein Fragezeichen, d. h., die Schultern leicht zurück, Brust raus und den Bauch rein.

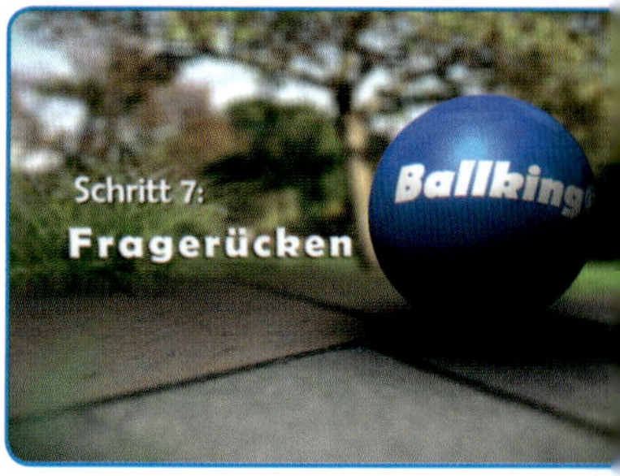

Hintergrund:

Es ist allgemein bekannt, das die Wirbelsäule von der Seite aus gesehen eine doppelt S-förmige Krümmung hat. Beim Ballking® betrachten wir jedoch nur die zwölf nach hinten gewölbten Brustwirbel und die fünf sich wieder nach vorne krümmenden Lendenwirbel. Diese Form entspricht von der Seite gesehen einem Fragezeichen.

Das Einhalten der natürlichen Biegungsform des Rückens soll die Dämpfungswirkung erhöhen und so zu einem schonenden, elastischen Gangbild führen.

Knotenpunkt:

Besonders Frauen neigen eher zu einem runden Rücken, besonders wenn sie auf flachen Schuhen gehen. Dies liegt häufig daran, dass die Schultern nach vorne fallen und die Brust nicht rausgestreckt wird. Der Knotenpunkt ist also das Zurückziehen der Schultern, wodurch die Brust automatisch nach vorne gedrückt wird.

Besonders Frauen, die ihre Brüste als zu groß oder zu klein empfin-

Genauer Bewegungsablauf:

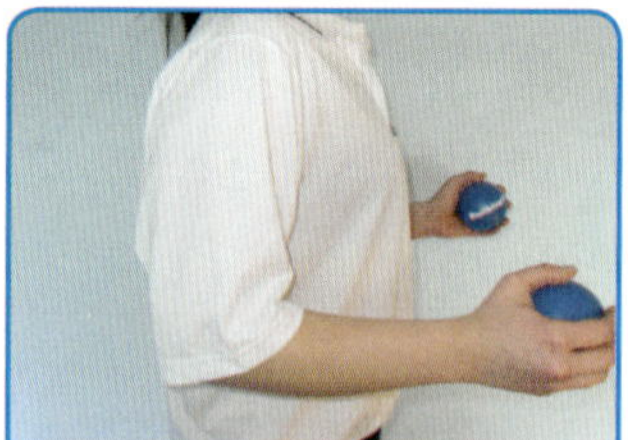

a) Als erstes wird der Oberkörper aufgerichtet.

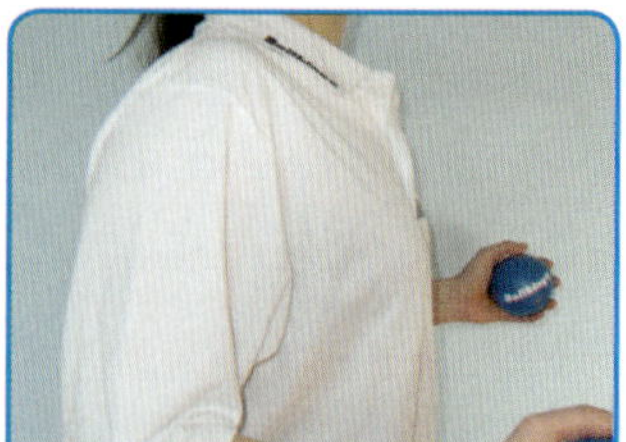

b) Die Schultern werden leicht zurückgenommen.

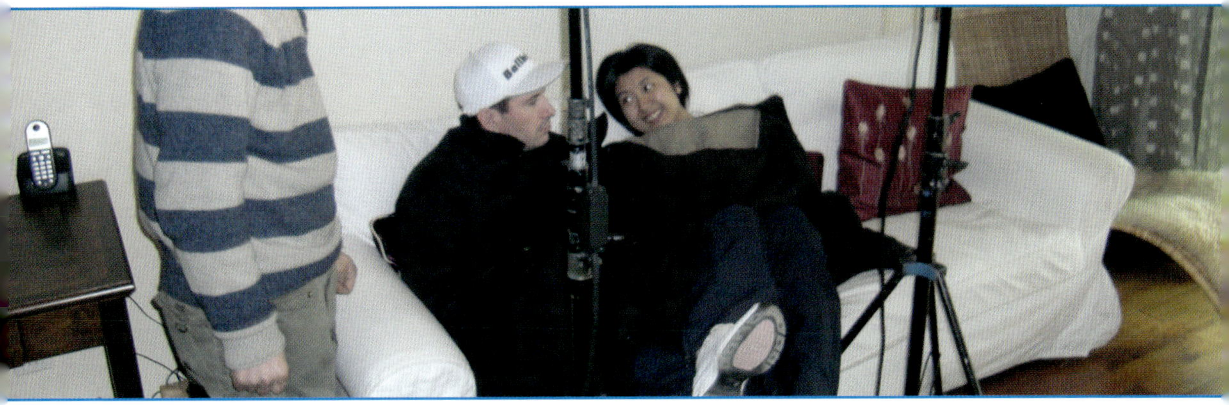

den, müssen sich hier selbstbewusst überwinden, da sie im normalen Alltag oft versuchen durch die vorgebeugten Schultern die Brust zu verstecken.

Männer neigen zwar einerseits dazu die Brust raus zu strecken, doch andererseits auch mit rausgestrecktem Bauch zu gehen. Das Einziehen des Bauches wird oft nur über das Ein- und Ausatmen bzw. Luftanhalten kontrolliert. Für sie liegt der Knotenpunkt darin, dass sie den Bauch nur über die Muskulatur einziehen und dabei aber normal weiter atmen sollen.

Besonderes Augenmerk:

Beim Ballking® spielt die Atmung eine wichtige Wolle. Wünschenswert ist eine Kombination aus Brust- und Bauchatmung, d.h., die Atmungskette führt wie eine Welle beim Einatmen von der Brust in den Bauch und beim Ausatmen vom Bauch über die Brust. Damit diese optimale Atmung nicht gestört wird, darf die Bauchspannung nicht dazu führen, dass nur noch in die Brust geatmet wird.

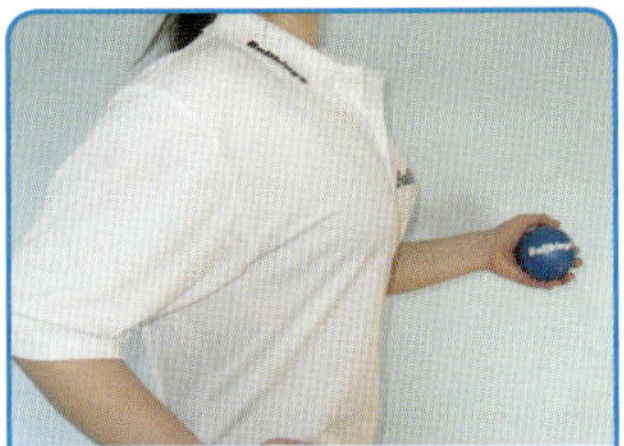

d) Die Brust wird vorgestreckt.

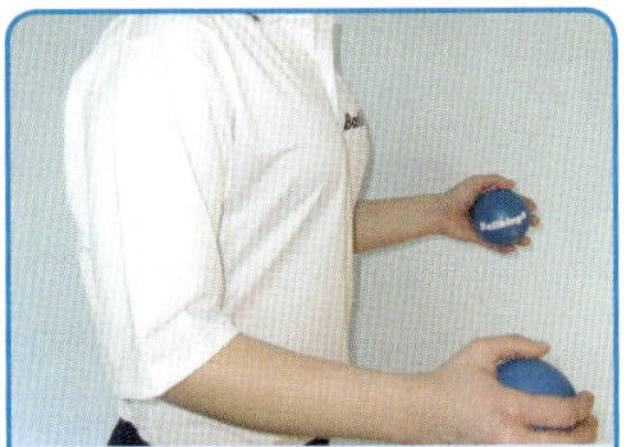

e) Der Bauch wird eingezogen und angespannt.

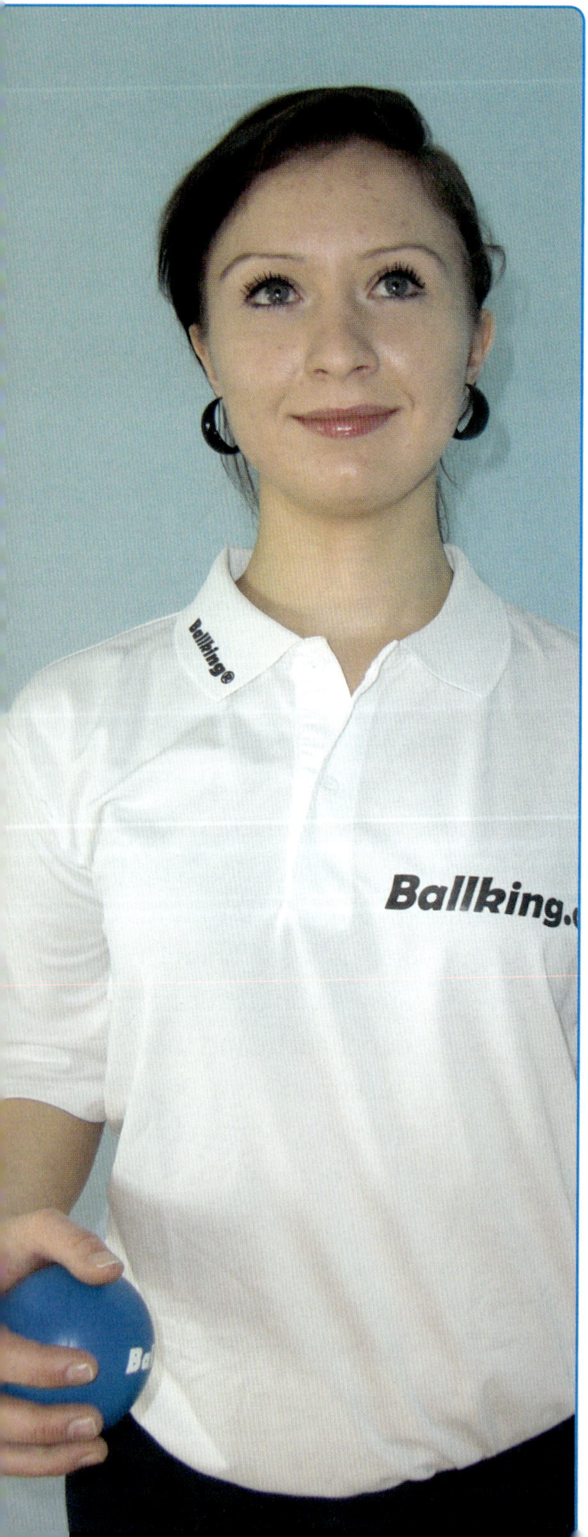

Übung für Zuhause:

Frauen können jedes Mal, wenn sie durch eine Tür gehen, wie beim Zieleinlauf der Sprinter mit rausgestreckter Brust voran gehen.

Männer können bei jedem Durchschreiten einer Türlinie den Bauch anspannen und die Spannung für drei Sekunden halten (von 21 bis 23 zählen) oder sich im Bad möglichst extrem dicht ans Waschbecken stellen, ohne es dabei mit dem Bauch zu berühren.

Outdoorübung:

Gehen Sie jeweils im Wechsel die einzelnen Punkte durch. Erst gehen Sie zwei Doppelschritte mit betont rundem Rücken, dann zwei Doppelschritte mit weit zurückgezogenen Schultern.
Gleiches machen Sie mit der Brust und dem Bauch. Durch das Wechselspiel soll das Empfinden für die Körperregion geschult werden und optimaler Weise, die natürliche aufrechte Rückenhaltung als angenehmer bzw. einfacher empfunden werden.

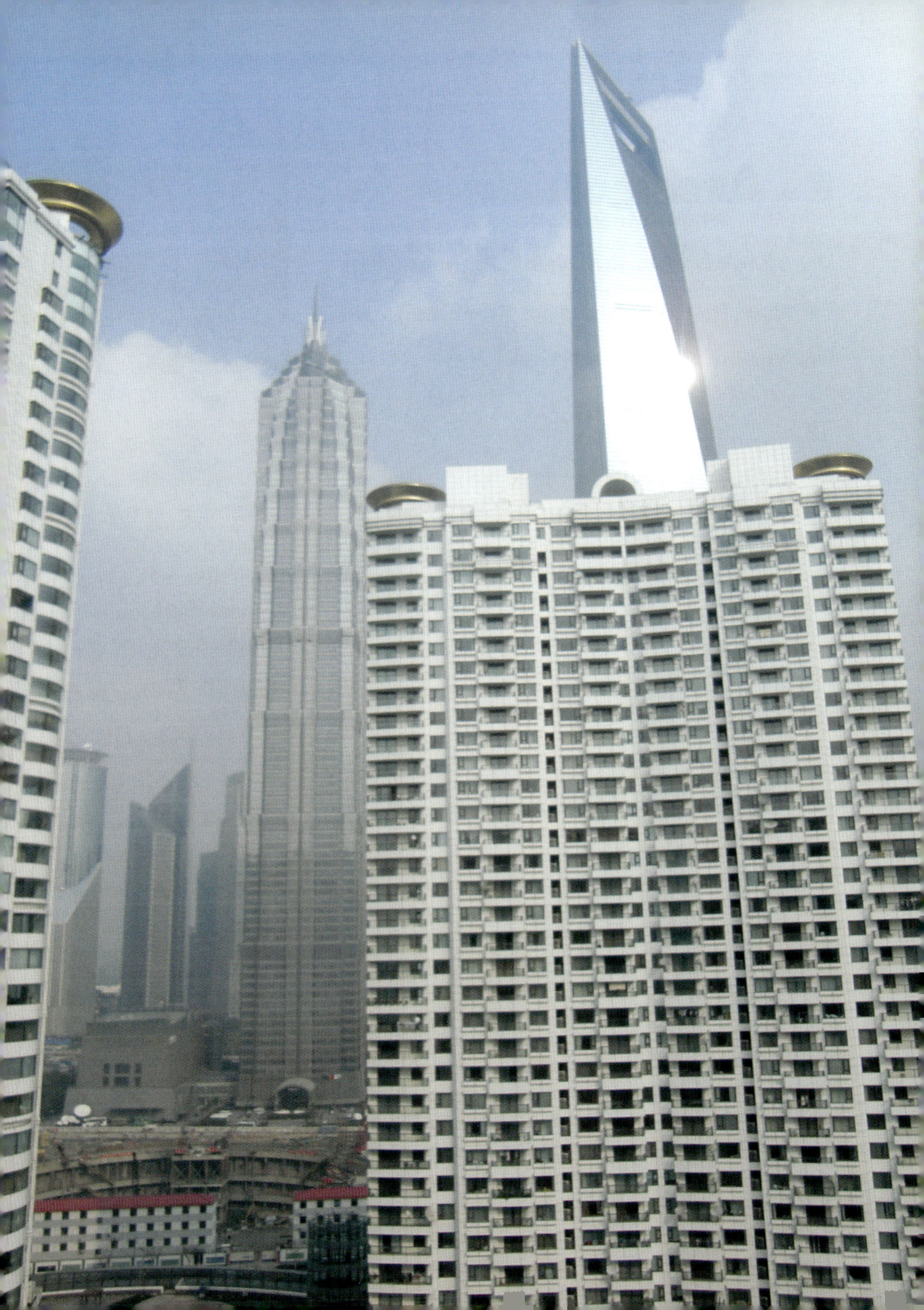

8. Armkolben

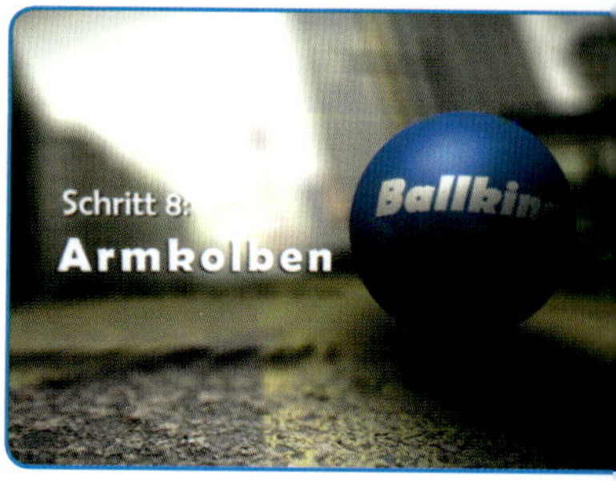

Die Arme bewegen sich wie die Antriebskolben bei einer Dampfmaschine im Kreuzgang ganz weit vor und zurück.

Hintergrund:
Durch das permanente Anwinkeln des Ellenbogens wird die Oberarmmuskulatur besonders kraftvoll einbezogen.

Gleichzeitig wird durch die Spannung in den Armen die Zugbelastung auf die Schultern und den Nacken gemindert, die normalerweise entstünde, wenn die Arme nur locker hin und her baumeln.
Durch die geminderte Zugbelastung wird es wiederum leichter, den Oberkörper und die Schultern in einer aufrechten Position entsprechend dem Fragerücken zu halten.

Genauer Bewegungsablauf:

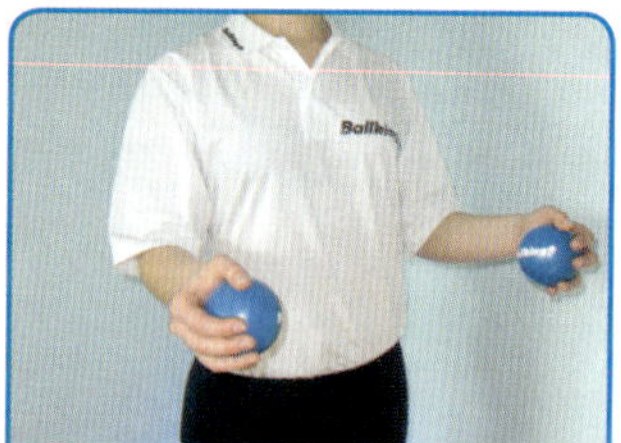

a) Die Arme werden im 90-Grad-Winkel in den Ellenbogen angewinkelt.

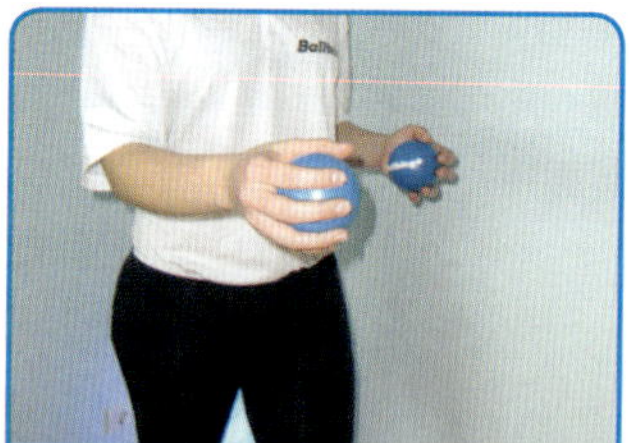

b) Im Kreuzgang werden die Unterarme waagerecht vor und zurückbewegt.

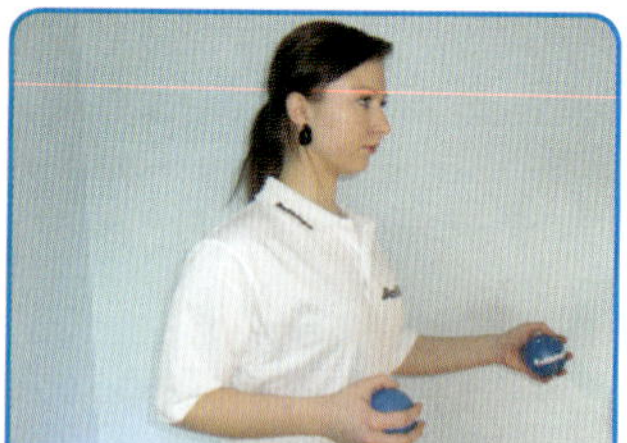

c) Im Wechsel werden die Arme so weit zurückgeführt, bis die Hand neben dem Brustkorb ist.

Knotenpunkt:

Der Knotenpunkt liegt darin, dass wir es im Alltag gewohnt sind, dass die Arme locker an den Seiten baumeln. So wollen die Hände eher auf Höhe der Hüfte pendeln, anstatt auf Höhe des Bauchnabels wie beim Ballking gefordert.

Der Knotenpunkt bei Passgängern liegt darin, gleichzeitig Arme und Beine über Kreuz zu bewegen. Der Passgang kann nur durch intensives Üben zum Kreuzgang gewandelt werden.

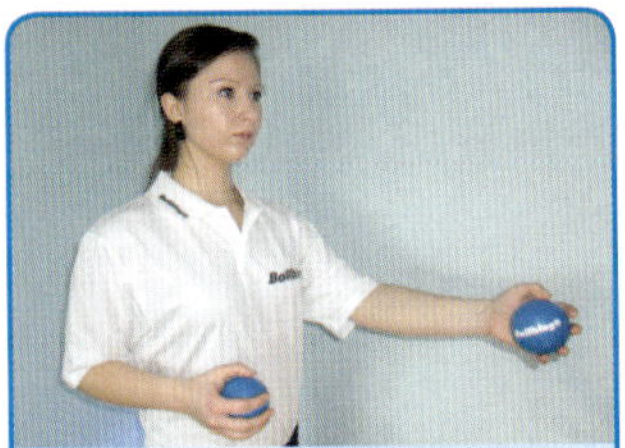

d) Nach vorne gehen die Arme jeweils bis ein Stück vor die Streckung.

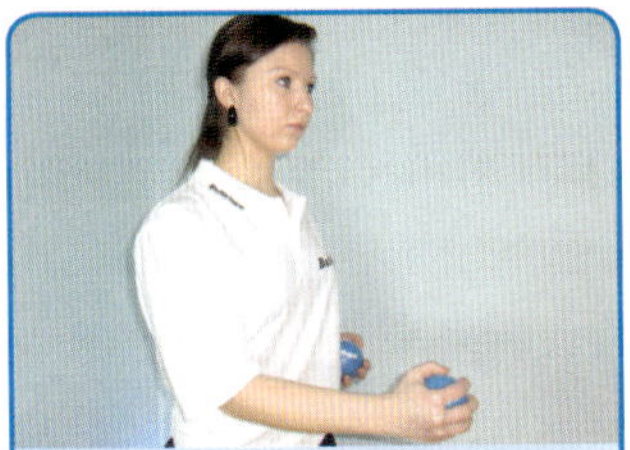

e) Die Arme sollen bei der Bewegung kraftvoll angespannt werden, als sollte eine vor einem stehende Person in den Bauch geboxt werden.

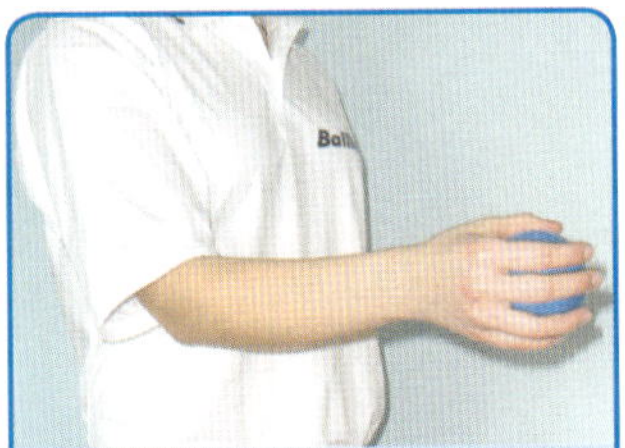

f) Die Bewegung ist flüssig, rund und ohne Ruck.

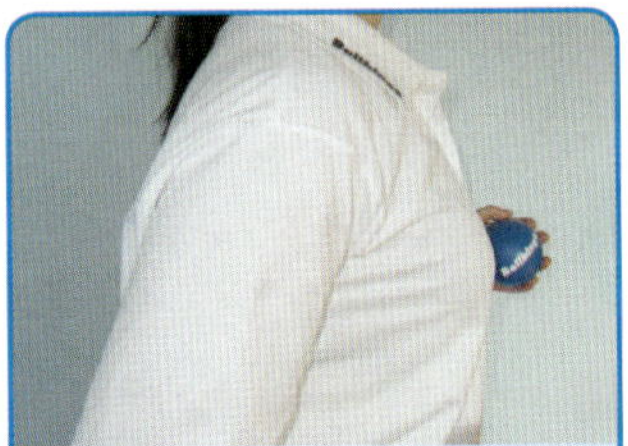

g) Die Schultern bleiben die ganze Zeit aufrecht und locker.

Besonderes Augenmerk:

Die Schultern sollen locker und seitlich neben der Brust, d. h., leicht zurückgezogen, bleiben.

Sollten die Schultern durch die angewinkelten Arme nach unten hängen bzw. gezogen werden, so entsteht eine dauernde Zugbelastung im Nacken die zu ungünstigen Verspannungen führen kann.

Übung für Zuhause:

Stellen Sie sich vor eine Tischplatte und halten die Arme angewinkelt darüber. Bewegen Sie nun die Arme vor und zurück und lassen die Unterarme parallel mit gleichbleibendem Abstand über der Platte. Wenn Sie keine hohe Tischplatte haben, dann nehmen Sie ein mit Wasser gefülltes Glas oder Krug mit Henkel in beide Hände. Bewegen Sie nun ausgehend vom rechten Winkel in den Ellenbogen die Arme vor und zurück ohne das Wasser ausgeschüttet wird.

Wenn Sie zwar das Anwinkeln der Arme, jedoch nicht den Kreuzgang hinbekommen, dann nehmen Sie ein Seil zur Hilfe. Stellen Sie sich vor eine Tür, führen das Seil um den Türgriff und nehmen jeweils ein Ende in jede Hand. Mit angewinkelten Armen bewegen Sie nun die Hände vor und zurück, so dass der andere Arm jeweils nachgezogen

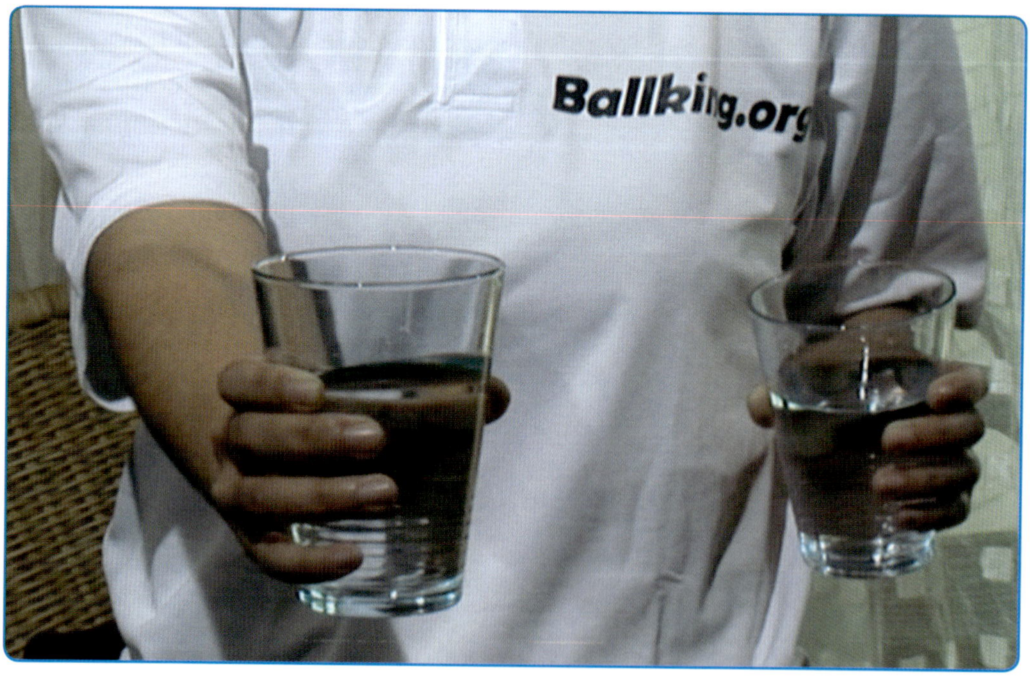

wird. Versuchen Sie die Bewegung langsam und gleichmäßig auszuführen. Anschließend heben Sie jeweils entgegengesetzt das Knie leicht an, wenn der Arm nach vorne geht. Beginnen Sie erst nur mit einem Bein und wenn es gut klappt, dann wechseln Sie zum anderen Bein und versuchen erst am Ende beide Knie mitzubewegen.

Outdoorübung:

Wenn der Kreuzgang schwer fällt, dann üben Sie die Bewegung erst einarmig, während der andere Arm nach unten hängt. Versuchen Sie den einzelnen Arm entsprechend parallel zum entgegengesetzten Bein zu bewegen. Wenn Sie beide Arme einzeln trainiert haben, dann versuchen Sie aus dem Stand losgehend beide Arme direkt mitzunehmen.

Bei ganz hartnäckigen Fällen kann auch probiert werden, beide Arme anzuwinkeln und gleichzeitig, parallel und unabhängig von den Beinen vor und zurückzubewegen. Wenn dass sehr gut klappt, dann wird jeweils ein Arm gehalten, während der andere Arm weiter macht. Der Wechsel erfolgt nach jedem Doppelschritt, d.h., nach dem der gleiche Fuß wieder vorne ist. Funktioniert auch dies perfekt, kann die Bewegung auf den richtigen Kreuzschritt halbiert werden.

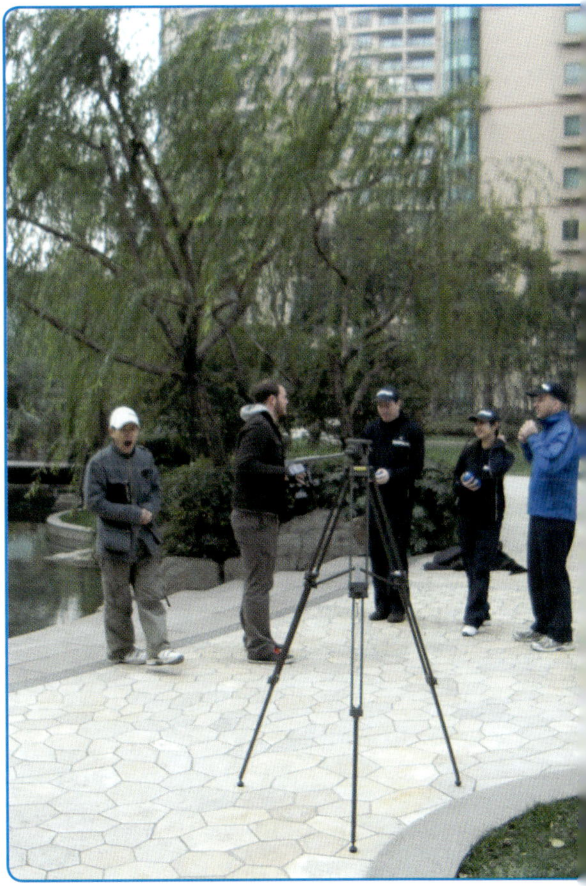

9. Kneten

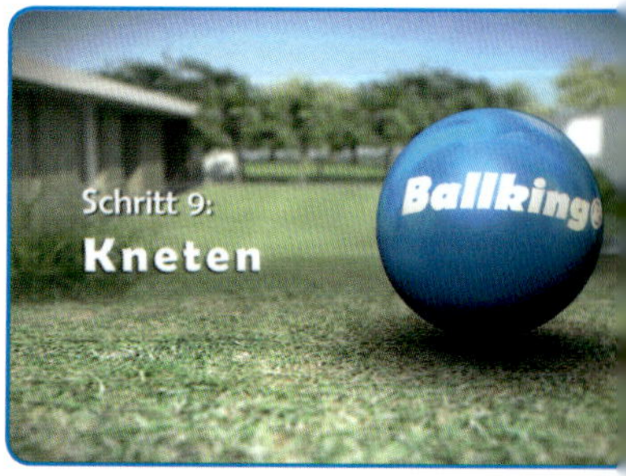

In den Händen wird während der ganzen Zeit der Ball zwischen den Fingern hin und her gerollt und fleißig gedrückt und geknetet.

Hintergrund:

Beim Ballking® soll besonders auch die Durchblutung in den Armen und Händen gefördert werden.

Eine gesteigerte Durchblutung und leichte Bewegung der Finger beugt der Arthrose vor. Gleichzeitig wird durch die Bewegung am Ball, die vor allem durch die Fingerspitzen erfolgen soll, die Fingerfertigkeit, erhöht. Zudem wird durch das Zusammendrücken des Balls die Muskulatur gestärkt, was besonders bei Menschen, die häufig am Computer arbeiten zur Vorbeugung von Sehnenscheidenentzündungen dient.

Knotenpunkt:

Der Ball muss sich aus der Handmulde lösen. Sobald der Ball in der Handmulde liegt, wird er nur einseitig zusammengepresst.

Besonderes Augenmerk:

Im Alltag greifen wir gerne zu und neigen zum Festhalten. Durch

Genauer Bewegungsablauf:

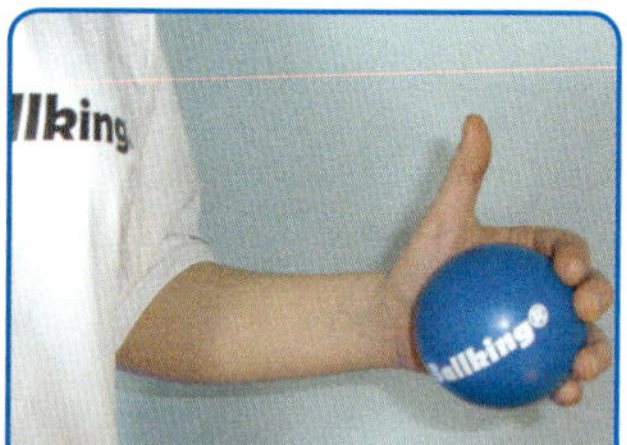

a) Die Hand wird seitlich mit dem Daumen nach oben gehalten, so dass der Ball zur Körperseite zeigt.

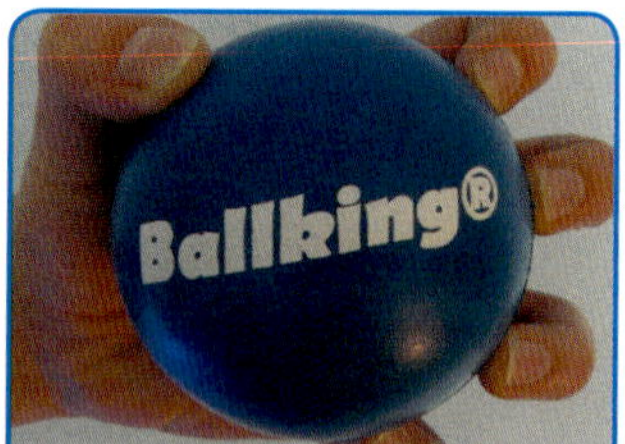

b) Der Ball kann sowohl durch die ganzen Finger als auch durch die Fingerspitzen bewegt werden.

dieses einseitig dauerhaft gepresste Halten kann die Durchblutung nicht pulsieren und die Anstrengung der Muskeln ist zu groß.

Der Ball soll auch nicht nur wie auf einem Tablett getragen werden, wodurch kaum Bewegung und Durchblutung erzeugt wird und die Finger besonders im Winter schnell auskühlen.

Übung für Zuhause:

Nehmen Sie eine Streichholzschachtel in die Hand und versuchen nur mit den Fingerspitzen die Schachtel hin und her zu drehen. Wenn Sie dies gut beherrschen, dann versuchen Sie nur mit einer Hand ein Streichholz aus der Schachtel zu nehmen.

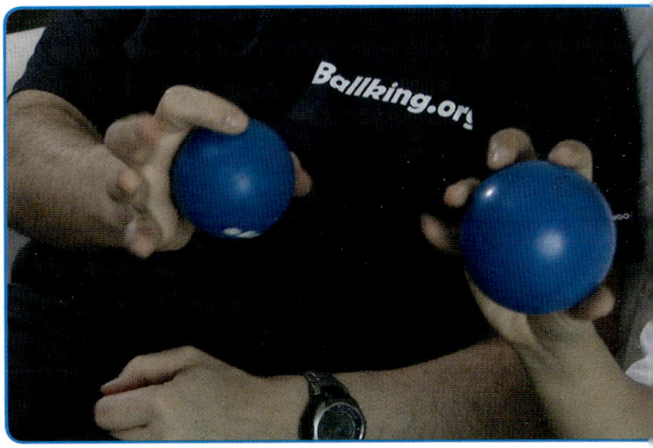

Outdoorübung:

Wenn der Ball immer nur zusammengepresst wird, dann klappen Sie zu Übungszwecken den kleinen Finger zur Hand. Greifen Sie den Ball nun mit den anderen Fingern und Daumen über den kleinen Finger und bewegen ihn hin und her.

Wenn die Hand nicht richtig gedreht wird, dann strecken Sie den Daumen immer wieder für kurze Zeit raus wie ein Anhalter und konzentrieren sich so auf die Drehung.

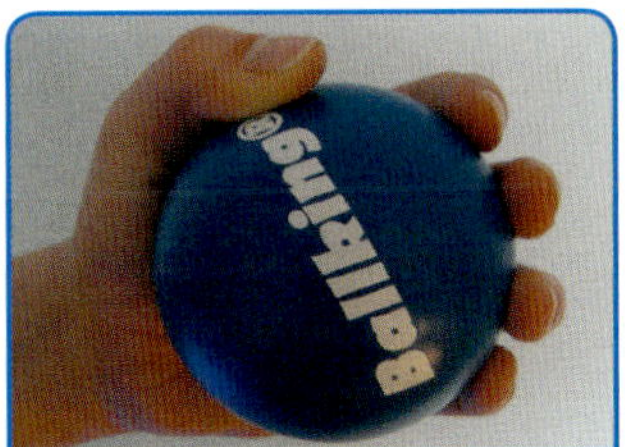

c) Die Bewegungs- und Drehrichtung soll frei und unrhythmisch erfolgen, d. h., nicht immer in gleicher Richtung oder dem gleichen Takt.

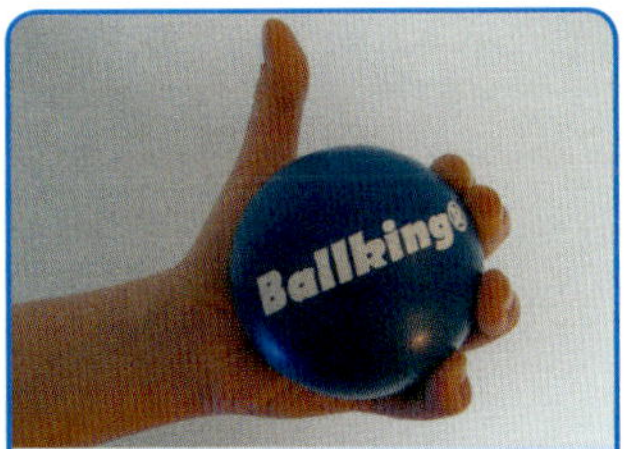

d) Das Knautschen des Balls soll möglichst jedes Mal anders sein, d. h., von der ganzen Hand bis zu einzelnen Fingern oder in jeglicher Kombination.

10. Leuchtturm

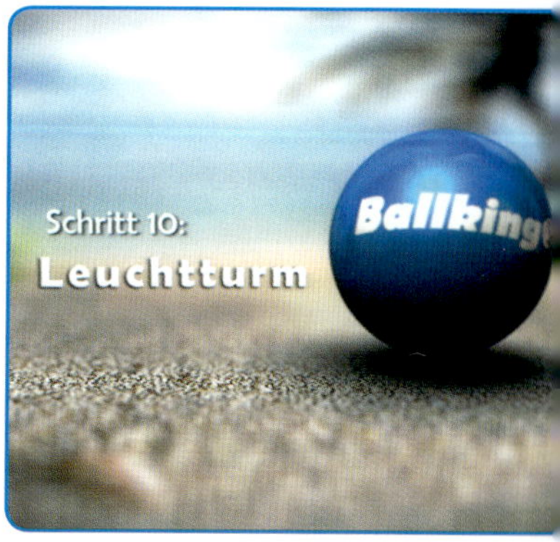

Der Kopf bleibt aufrecht und wandert um sich blickend in alle Richtungen, die Gedanken sollen dabei wie der Lichtkegel eines Leuchtturms durch die Weiten streifen.

Hintergrund:

Ballking® soll nicht nur den Körper trainieren, sondern auch den Geist entspannen. Durch das Abschweifen der Blicke in der Landschaft soll der Kopf abschalten.

Weiterer Gründe sind die optimale Haltung für die Halswirbelsäule und eine möglichst geringe Dauerbelastung der Nackenmuskulatur, die entstehen würde, wenn der Kopf die ganze Zeit auf den Weg blickend nach unten gerichtet wäre.

Knotenpunkt:

Der Knotenpunkt liegt in der versteckten Angst über etwas zu

Genauer Bewegungsablauf:

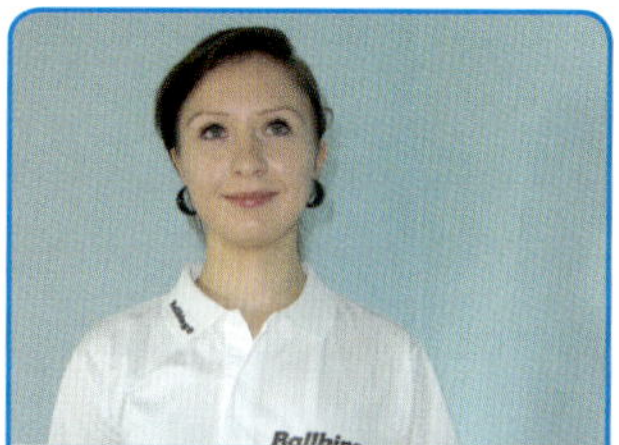

a) Der Kopf wird aufgerichtet und die Nase schaut nach vorne.

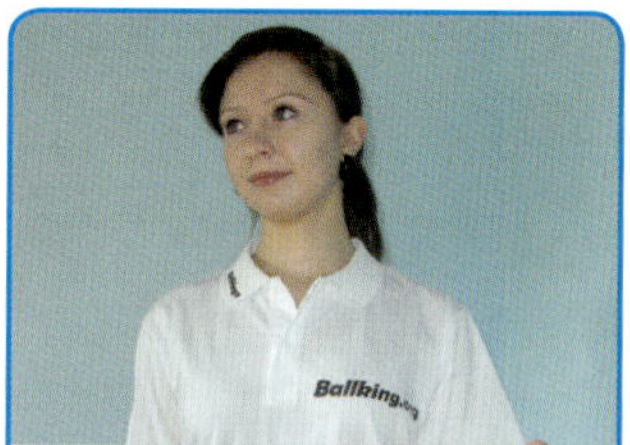

b) Der Blick soll frei nach links und rechts wandern.

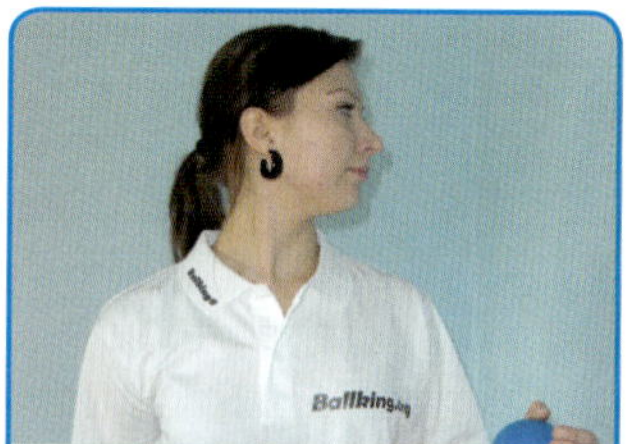

c) Der Kopf kann bis zu den Schultern zur Seite gedreht werden.

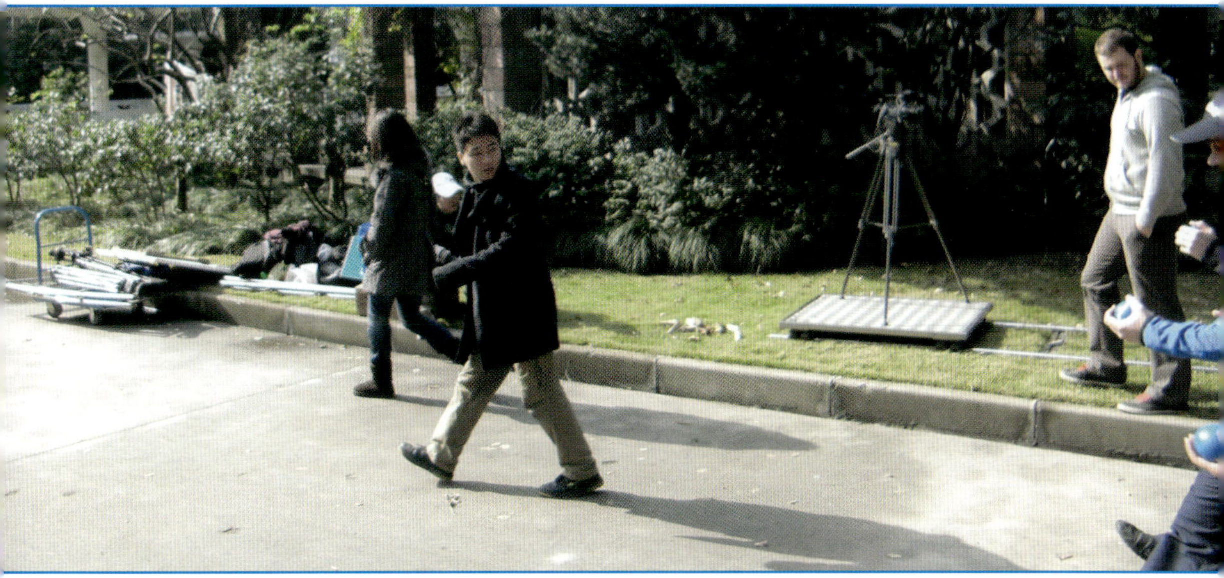

stolpern. Dagegen hilft bei Einsteigern einerseits eine bekannte ebenerdige und gut befestigte Strecke, und andererseits die Schulung des Auges, d.h., dass vorausschauend der Weg in einiger Entfernung nur kurz betrachtet wird.

Besonderes Augenmerk:

Die Volksweisheit wer rastet der rostet, gilt besonders auch für den Kopf. Wird der Kopf nur starr nach vorne gerichtet, besteht die Gefahr einer verhärteten Nackenmuskulatur, so wie sie auch bei Autofahrern häufig vorkommt, die stundenlang auf der Autobahn den Kopf kein einziges Mal zur Seite drehen.

Der Kopf muss also regelmäßig locker zur Seite gedreht werden.

Übung für Zuhause:

Wenn Sie eine Treppe rauf gehen, dann schauen Sie nicht auf die Treppenstufen, sondern zur Seite an die Wand. Um die Sicherheit zu gewähren, können Sie sich mit der Hand am Geländer festhalten.

Outdoorübung:

Wer es wirklich gar nicht hinbekommt, den Blick vom Boden zu lösen, der kann eine Schirmmütze als Hilfsmittel verwenden. Benötigt wird eine einfache Pappschirmmütze, die mit einem Gummiband über den Kopf gezogen wird. Die Schirmmütze wird umgedreht wie ein Trichter unter der Nase getragen, so dass die Sicht zum Boden verdeckt ist.

Etwas unauffälliger geht es mit einer Sonnenbrille. Die Gläser der Sonnenbrille werden am unteren Rand von innen mit einem undurchsichtigen Klebeband beklebt, so dass der Blick nur noch nach vorne möglich ist.

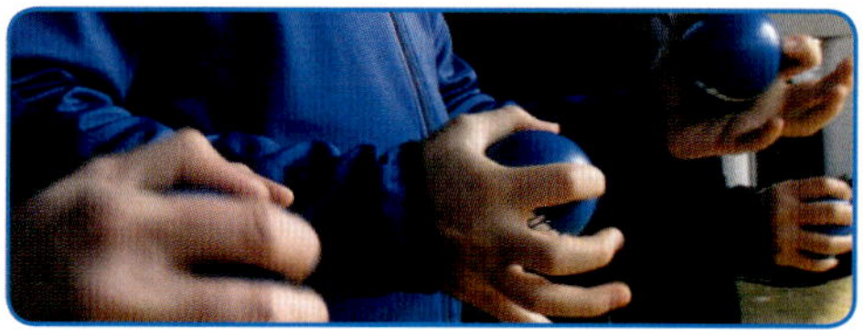

• Expertenrat •

Für Profis, d. h., nur fortgeschrittene Sportler mit mehrjähriger Lauferfahrung, ist es absolut empfehlenswert auch einmal in der Dämmerung (oder sogar bei Dunkelheit) unterwegs zu sein.

Wer den Boden nicht sehen kann, der muss sich nicht nur auf seinen Instinkt verlassen, sondern benötigt auch eine hoch flexible und reaktionsschnelle Lauftechnik. In einer Vorstufe kann ein extrem unebener, steiniger (z. B. Kopfsteinpflaster) oder welliger Untergrund (z. B. eine naturbelassene Wiese) genutzt werden. Dort lernt der Kopf, den Fuß sprichwörtlich blitzschnell weich zu steuern.

Wer eine schnelle Reaktion und eine kräftige aber flexible Muskel- und Bandstruktur hat, der hat ein enorm vermindertes Verletzungsrisiko, z. B. beim Umknicken, u. a. die Hauptursache für langwierige Bänderrisse.

von Christian Pohl

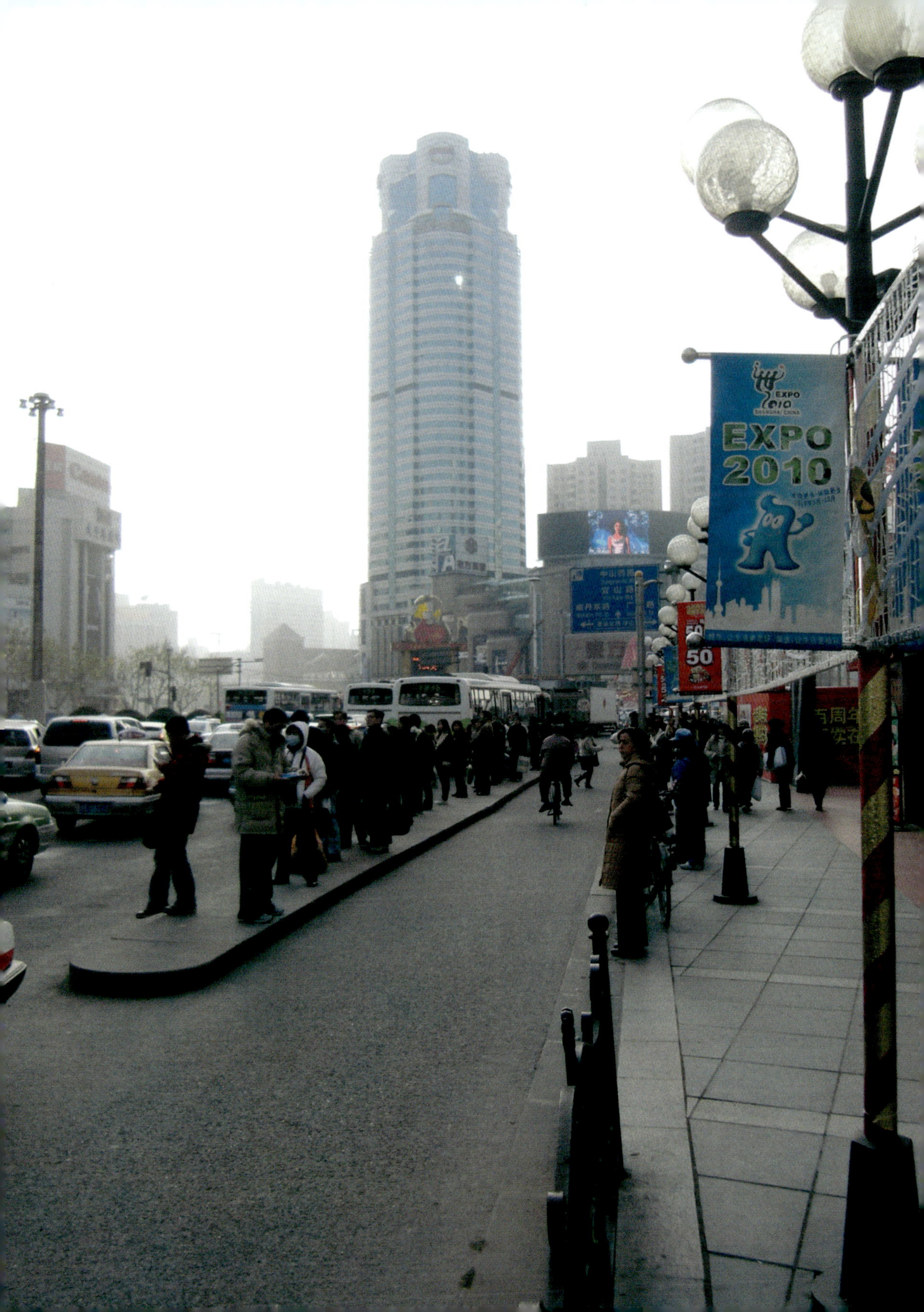
EXPO
2010

Vergleich zwischen Nordic Walking, Jogging und Ballking®

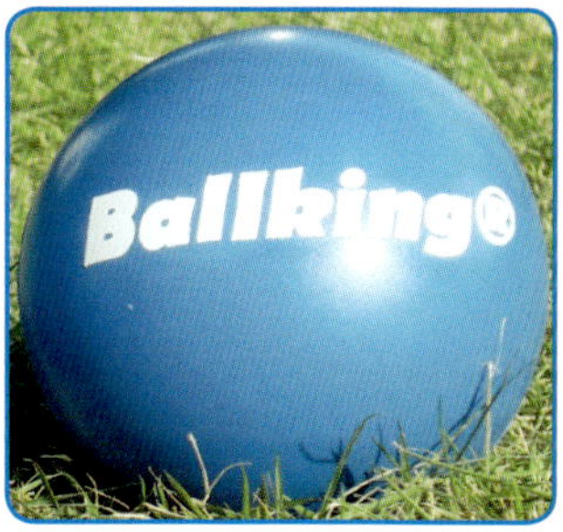

Sich auf sein eigenes Gespür oder Bauchgefühl zu verlassen ist nicht immer die beste Wahl.

Wer ein Haushaltsgerät kauft, der möchte Wissen, was er für sein Geld bekommt. Um dieses bewerten zu können, kann man entweder auf sein eigenes Gespür vertrauen, sich anhören, was einem der Verkäufer verspricht oder einen unabhängigen Test, z. B., von Stiftung Warentest, zurate ziehen.

Wenn Hersteller ein Produkt auf den Markt bringen, dann tun sie dies in der Regel, um damit Geld zu verdienen. Damit sie Geld verdienen können, werden Sie alles Erdenkliche versuchen, dass dem Kunden das Produkt besonders gefällt und er es unbedingt haben will. Sobald es aber mehrere Hersteller für ein Produkt oder gar konkurrierende Produkte gibt, wird es schwierig. Jeder versucht über sein Produkt nur das Beste und über das andere nur das Schlechteste zu verbreiten. Es gibt dutzende Beispiele von Lobbyisten, Herstellern und Verkäufern, die durch die gezielte Verbreitung von Lügen, Zweifel und Vorbehalte, die Köpfe der Menschen verwirrt haben.

Besonders auf dem Gesundheits-, Fitness- und Wellnessmarkt gibt es für die Verbraucherzentralen, Gesundheits- bzw. Kontrollbehörden und unabhängige Testinstitute enorm viel Aufklärungsarbeit zu leisten. Im Bereich Fitness und Gesundheit wird am meisten versprochen, gelogen, gemogelt, getäuscht und abgezockt. In Bezug auf Sport und Ernährung ist es selbst für einen aufmerksamen und belesenen Verbraucher nahezu unmöglich den Dschungel der Informationen zu durchschauen.

Stiftung Warentest hat schon die Ausbildung von Ernährungsberatern und die Qualität von Fitnessstudios getestet und bemängelt. Die staatlichen Warentester und die privatwirtschaftlichen Kollegen von Ökotest haben von der Sportbekleidung über Trainingsgeräte bis zur passenden Diät zahlreiche weitere Ergebnisse veröffentlicht. Eine abschließende Vergleichsbewertung verschiedener Sportarten gibt es bisher nicht.

Ein solcher Vergleich wäre auch schwer zu erstellen, denn es gäbe eine enorme Fülle von Faktoren und Wissenschaftsbereichen, die einbezogen werden müssten und am Ende stünde immer die Frage, ob das Ergebnis auch allgemeingültig wäre.

Der hier in diesem Buch gezogene Vergleich bezieht sich auf nur wenige Aspekte und die Bewertung ist, wenn auch mit besten Absichten erstellt, nur die persönliche Meinung des Autors.

In ihrer Darstellung zum aktuellen Forschungsstand zu den gesundheitsbezogenen Effekten auf den Bewegungsapparat und das Herzkreislaufsystem beim Nordic Walking zitieren die Autoren Professor Dr. Christian Grüneberg von der Europa Fachhochschule Fresenius und Privatdozent Dr. Thomas Jöllenbeck vom Institut für Biomechanik der Klinik Lindenplatz aus einer Studie:

„In einer anderen Studie (Schwameder & Ring, 2006) mit insgesamt 10 Probanden konnte jedoch gezeigt werden, dass bei einer schlechten Stocktechnik weder bei 5,7 km/h noch bei 7,7 km/h weder beim Energieverbrauch mittels Bestimmung der Sauerstoffaufnahme noch bei den Kniegelenkmomenten ein signifikanter Unterschied zwischen Nordic Walking und Walking besteht."

Am Ende kommen die Wissenschaftler zu dem für Nordic Walking ernüchternden Fazit:

- Von einer generellen Empfehlung von Nordic Walking als einer gelenkschonenden Bewegung muss jedoch gewarnt werden.
- Nordic Walking ist schneller und dynamischer als Spazierengehen und damit ebenso wie Walking mit höheren Gelenkbelastungen verbunden.
- Insbesondere die Kniegelenksbelastung ist höher als beim Walking.
- Und auch die Stockkräfte bedürfen hinsichtlich der Dosierung und der Technik einer besonderen Beachtung, damit Beschwerden und Folgeschäden in Schulter- und Armgelenken vermieden werden.
- Daher ist der Besuch eines Nordic Walking Kurses empfehlenswert, soweit sich die Instruktoren auf dem aktuellen Wissensstand befinden.
- Auch wenn die propagierte Gelenkentlastung gegenüber dem Walking nicht gegeben ist, so bietet Nordic Walking doch für Jogger mit Belastungsproblemen eine vergleichsweise gelenkschonende Alternative im gewohnten Bewegungsumfeld.

Quelle: Klinik Lindenplatz - Institut für Biomechanik, www.klinik-lindenplatz.de

In der Fachwelt ist Nordic Walking sehr umstritten und während Öko-test noch im Rahmen des nicht sehr positiv ausgefallenen Tests von Nordic Walking-Stöcken zurückhaltend schreibt: „Weil wir den Nordic Walking-Fans die Sportart nicht völlig verleiden wollen, haben wir dem Praxisergebnis beim Gesamturteil bei diesem Test ein relativ hohes Gewicht gegeben," hat Jean-Pierre L. Schupp, Chefredakteur einer der renommiertesten

	Nordic Walking	Jogging	Ballking
Für Einsteiger	😐	☹	😊
Für Übergewichtige	😐	☹	😊
Für Senioren	😐	☹	😊
Einfache Technik	☹	😊	😐
Prävention- & Rehasport geeignet	😐	☹	😊
Geringes Verletzungsrisiko	😐	☹	😊
Geringes Tempo	😐	☹	😊
Hoher Kalorienverbrauch	☹	😊	😐
Hoher Kraftgewinn	☹	😐	😊
Hoher Ausdauergewinn	😐	😊	☹
Hoher Koordinationsgewinn	😐	☹	😊
In- & outdoor geeignet	☹	😐	😊
Günstiges Zubehör	☹	😐	😊
Gesamtpunkte	**21**	**22**	**35**
Note	**ausreichend**	**ausreichend**	**sehr gut**

Wertung: In jeder Kategorie wird entsprechend der Rangfolge die Wertung für Platz 1,2 und 3 vergeben.

Punkte: 😊 am besten = 3; 😐 mittelmäßig = 2; ☹ am wenigsten = 1

Noten: < 19 mangelhaft; 20-24 ausreichend;
25-29 befriedigend; 30-34 gut; 35-39 sehr gut

europäischen Fitnessfachzeitschrift der Fitness-Tribune, keine Angst offen seine deutliche ablehnende Meinung zu schreiben und Wissenschaftler und Mediziner warnend zu Wort kommen zu lassen.

Ballking® hat im Gegensatz zu Nordic Walking eine viel einfachere Technik. Dies führt dazu, dass es beim Ballking kaum Abzüge in der Effektivität gibt. Beim Ballking® müssten Sie in einer Stunde 6 Kilometer ballken und erreichten dann den MET-Wert 6,5. Die gleiche Strecke bei gleichem Tempo mit Nordic Walking Stöcken oder beim Joggen würde Ihnen nur den MET-Wert 6 bringen. Es gibt zahlreiche Trainer und Nordic Walking Literatur, die eine höhere Geschwindigkeit als 6 km/h angeben. Doch dies führt am Ende statt zu einem höheren, zu einem schlechteren Kalorienverbrauch. Der Grund liegt in der kaum erfüllbaren Technik.

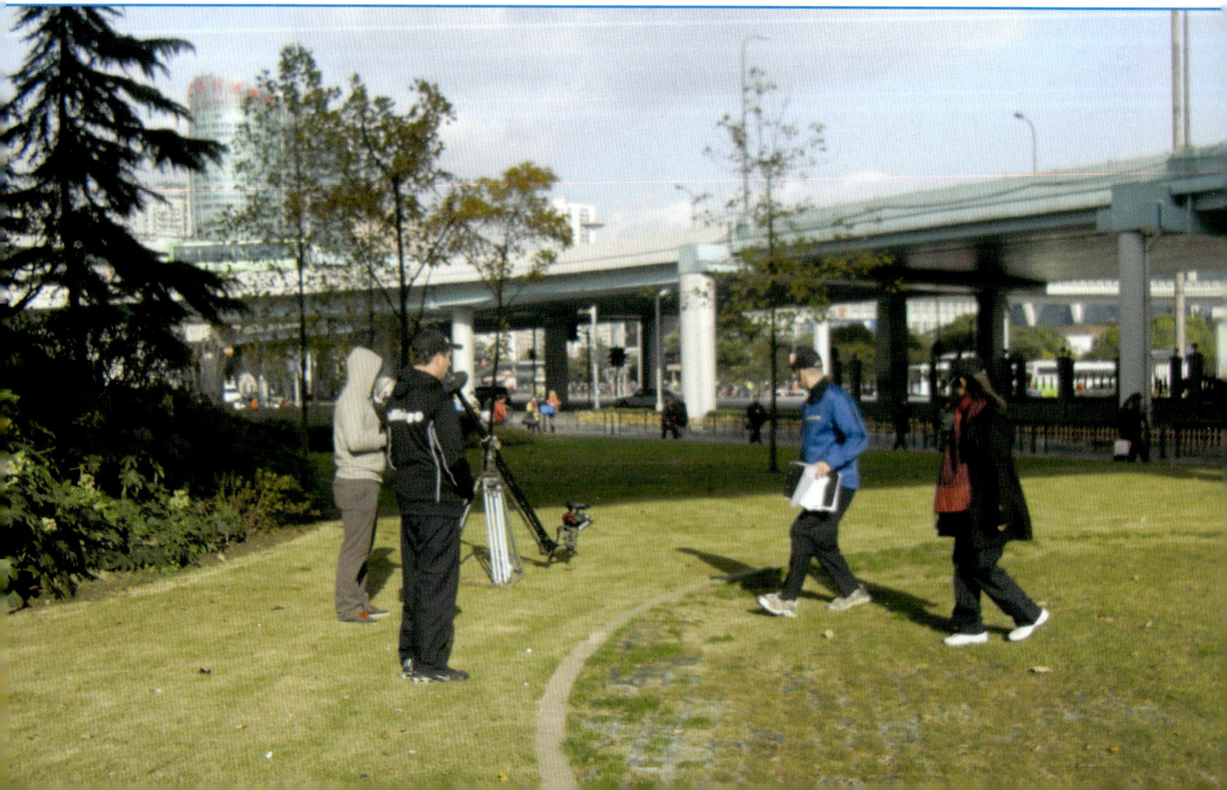

Ballking® ist also im Verhältnis zwischen minimaler Geschwindigkeit und maximalem Kalorienverbrauch dem Nordic Walking und auch dem Jogging weit überlegen.

Der weitaus größte Vorteil gegenüber Nordic Walking und Jogging liegt jedoch darin, das Ballking® rechtlich geschützt ist. Damit darf niemand Ballkingkurse anbieten oder Ballkingtrainer ausbilden ohne über eine entsprechende Zulassung zu verfügen.

Wer sich also in einen Ballkingkurs begibt oder Ballkingbälle kauft, kann mit absoluter Sicherheit davon ausgehen, dass er von einem ausgebildeten und geprüften Experten professionell betreut wird. In kaum einer anderen Fitness-Ausdauersportart gibt es so strickte und hohe Anforderungen an die Kursleiter wie im Ballking®.

• Fazit •

- **Im Vergleich mit Jogging und Nordic Walking schneidet Ballking® am besten ab.**
- **Ballking® ist eine sehr gut geeignete Einsteigersportart die ohne große Zubehörkosten auskommt.**
- **Für Senioren und Übergewichtige bietet Ballking® hervorragende Möglichkeiten zur Gesundheitsverbesserung bei minimalem Verletzungsrisiko und moderatem Tempo.**
- **Ballking® eignet sich besonders für Präventions- und Rehabilitationssport.**

• Vergleichsergebniss •

Der richtige Trainingspuls

Ein zentraler Gradmesser der Trainingsintensität ist der Puls. Mit Hilfe des Pulswertes lässt sich das Training im optimalen Effektivitätsbereich steuern.

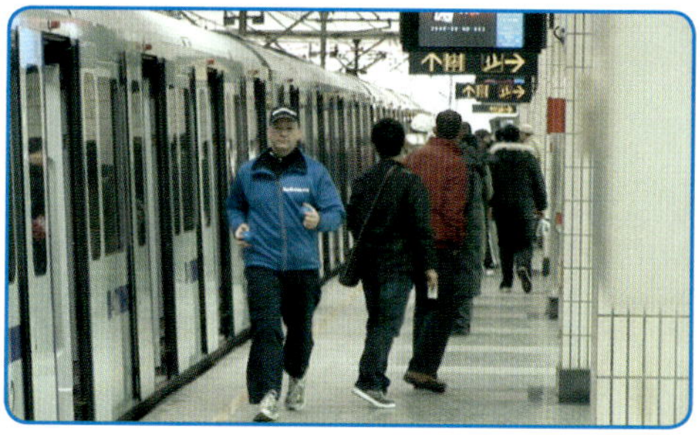

Die verschiedenen Ausdauersportarten, z. B. Walken, Joggen, Schwimmen, Radfahren, Inlineskaten oder auch Ballking®, stellen an den Körper jeweils unterschiedliche Anforderungen, sowohl u. a. an den Bewegungsapparat oder auch an die Intensität des Herzkreislaufsystems.

Die Berechnung des Trainingspulses erfolgt immer in Anlehnung an die maximale Herzfrequenz, umgangssprachlich auch als Maximalpuls bezeichnet.

Der Maximalpuls entspricht dem oberen Limit, d. h., die individuelle und bei jedem Menschen verschiedene Anzahl, mit die das Herz höchstens pro Minute schlagen soll.

Puls ist mehr als der Herzschlag

„Die Herzfrequenz oder Herzschlagfrequenz ist die Anzahl der Herzschläge pro Minute. Sie wird zumeist in bpm (beats per minute) angegeben.

Die Herzschlagfrequenz (HF) wird häufig mit dem Puls gleichgesetzt, was inhaltlich nicht richtig ist, weil die Herzschlagfrequenz nur ein Teilaspekt des Pulses ist.

Die Pulsqualitäten umfassen neben der Häufigkeit des Herzschlages die Regelmäßigkeit, die Druckanstiegsgeschwindigkeit, den absoluten Druck und das Füllungsvolumen."
Quelle: Wikipedia.de

Es gibt zwei Wege zur Ermittlung des Maximalpulses:

- **Pulsmessung während eines maximalen Belastungstestes**

Eine Pulsmessung während eines maximalen Belastungstestes ergibt einen sehr genauen Wert.

Ein solcher Belastungstest ist aber sehr aufwendig und es gibt nur wenige Sportmediziner und Sportwissenschaftler, die darauf spezialisiert sind und ihn ohne Gefahr für die Gesundheit anwenden können.

- **rechnerische Ermittlung mit Hilfe von Standardformeln**

Die rechnerische Variante ist nicht sehr genau. Es kann zu Abweichungen von bis zu 15 Schlägen kommen. Dennoch wird diese Berechnung u.a. auch von Medizinern beim Leistungs-EKG verwendet.

• Fazit •

Aus sportwissenschaftlicher Sicht ist die rechnerische Methode zur Maximalpulsberechnung besonders für Anfänger zu empfehlen, da die Risiken eines maximalen Ausdauertests weit höher liegen, als die ermittelten Werte zu Trainingsbeginn von Vorteil sein können.

• Maximalpulsermittlung •

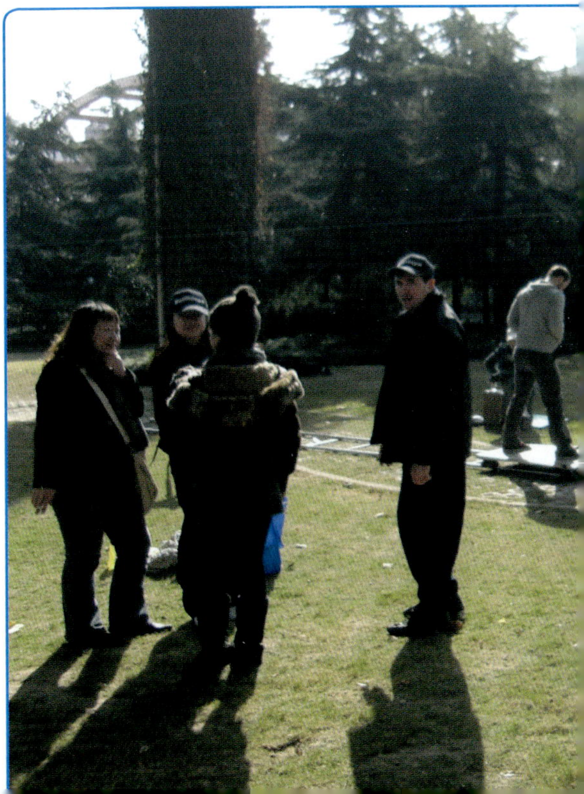

Bei den meisten von Sportwissenschaftlern verwendeten Formeln, wird der Maximalpuls auf Basis eines oberen Wertes von 210 bis 226 berechnet, von dem Anteile des Körpergewichtes abgezogen werden. Einen wissenschaftlichen Nachweis gibt es bisher aber leider für keinen dieser Werte.

Zur Berechnung des Trainingspulses wird neben der maximalen Herzfrequenz auch der Ruhepuls benötigt.

Der Ruhepuls ist die Herzschlagfrequenz, die der Körper in völliger Ruhe hat, d.h., der Körper soll mindestens eine halbe Stunde liegend ohne körperliche oder geistige Aktivität verbracht haben. Der Ruhepuls darf nicht mit dem Tagespuls verwechselt werden, die Herzschlagfrequenz die wir durchschnittlich im normalen Alltag haben und die ca. 20 Prozent über dem Ruhepuls liegt. Es reicht also nicht aus, sich zur Ruhepulsmessung einmal kurz ruhig hinzusetzen, denn dies würde den falschen Tagespuls ergeben.

Durchschnittlicher Ruhepuls von untrainierten Personen:

- Kinder: ca. 100 bpm
- Jugendliche: ca. 85 bpm
- Erwachsene: ca. 70 bpm
- Senioren: ca. 90 bpm

Bei trainierten Sportlern liegt der Ruhepuls zwischen 45 bis 66 bpm.

• Ruhepulsmessung •

Den Puls mit zwei Fingern jeweils nacheinander links und rechts am Hals 15 Sekunden lang noch liegend nach dem Aufwachen und vor dem Aufstehen am Morgen messen.

Rechnung: Ruhepuls = (Messung A x 4 + Messung B x 4) x ½

• Praxishilfe •

• Fettverbrennung •

Trainingspulsgrenzen für die optimale Fettverbrennung:	Anfänger	Fortgeschritten	Profi
Untergrenze: = Ruhepuls + [(220 – ¾ Alter – Ruhepuls)	x 0,55]	x 0,6]	x 0,65]
Obergrenze: = Ruhepuls + [(220 – ¾ Alter – Ruhepuls)	x 0,65]	x 0,7]	x 0,75]

Beispiel: 42 jährige Anfängerin mit einem Ruhepuls von 68 bpm

Untergrenze: 68 + [(220 - 31,5 - 68) x 0,55] = 134 bpm min.

Obergrenze: 68 + [(220 - 31,5 - 68) x 0,65] = 146 bpm max.

• Trainingspulsbereich für die optimale Fettverbrennung •

• Herzkreislauftraining •

Trainingspulsgrenzen für das optimale Herzkreislauftraining:	Anfänger	Fortgeschritten	Profi
Untergrenze: = Ruhepuls + [(220 – ¾ Alter – Ruhepuls)	x 0,65]	x 0,7]	x 0,75]
Obergrenze: = Ruhepuls + [(220 – ¾ Alter – Ruhepuls)	x 0,75]	x 0,8]	x 0,85]

Beispiel: 42 jährige Anfängerin mit einem Ruhepuls von 68 bpm

Untergrenze: 68 + [(220 - 31,5 - 68) x 0,65] = 146 bpm min.

Obergrenze: 68 + [(220 - 31,5 - 68) x 0,75] = 158 bpm max.

• Trainingspulsbereich für das Herzkreislauftraining •

Exkurs: Laktatmessung

Es gibt besonders im Fitnessbereich viele Anbieter von Laktatmessungen. Mit Hilfe einer Laktatmessung lässt sich der sogenannte VO2max-Wert bestimmen. Die maximale Sauerstoffaufnahme, kurz VO2max, gibt an, wieviele Milliliter Sauerstoff der Körper bei völliger Ausbelastung maximal pro Minute verwerten kann. Aufgrund dieses Wertes lässt sich eine zuverlässige Aussage über die individuelle Ausdauerfähigkeit treffen.

• Expertenrat •

Anfänger und Fortgeschrittene Breitensportler sollten das Geld für eine Laktatmessung besser in gute Sportschuhe oder eine effektive Trainingsanleitung zur Technikschulung investieren, dass hilft am Ende mehr, als das theoretische Laborwissen auf einem Stück Papier.

von Christian Pohl

Die Laktatmessung für Breitensportler ist jedoch eine sehr entbehrliche Methode. **Um zu wissen, wie fit man ist, reicht auch ein einfacher Stufentest am Ergometer oder der Coper-Test, mit dessen Hilfe die VO2max auch kostenlos berechnet werden kann:**
VO2max= {(Entfernung in Metern, die in 12 Minutengelaufen wurde) - 505} / 45.

Eine Laktatmessung kann im Spitzensport zur Bestimmung der optimalen Trainingsintensität genutzt werden. Bei Breitensportler führt die gleiche Berechnung aber zu großen Ungenauigkeiten. Im Gegensatz zu Breitensportlern verfügen Leistungssportler über eine perfekte Technik, die nahezu immer identisch ist. Breitensportler haben z.B. beim Joggen oder Nordic Walking eine Technikschwankung von bis zu 30 Prozent. Dementsprechend können die über die Laktatwerte prognostizierten Trainingswerte, z.B., eine Laufgeschwindigkeit oder Watt-Einstufung, eher uneffektiv zur Trainingsplanung sein.

Strecken statt Dehnen

Es ist sehr bedenklich, dass nicht nur in vielen neu aufgelegten Lehr- oder Trainingsbüchern, sondern auch in Trainerfachzeitschriften oft noch ein komplett veralteter Wissensstand veröffentlicht wird.

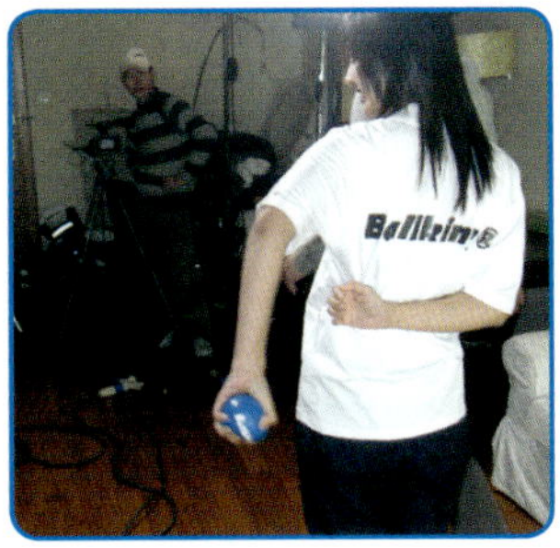

Persönliche Meinung von Sportwissenschaftler Christian Pohl

Oft ist zu lesen, dass das Thema Dehnen sehr umstritten sei. Dies trifft aber nur bedingt zu, denn zu diesem Bild kommt es nur, da es leider viel zu viele Menschen gibt, vor allem Trainer, Dozenten und Autoren, die nicht über den aktuellen Forschungsstand informiert sind bzw. sich nicht an dessen Weiterentwicklung beteiligen.

So entzündet sich der Streit oftmals nur daran, dass es einigen nicht leicht fällt, die bisherigen traditionellen Trainingsmethoden und fest verankerten Gewohnheiten zu verändern.

Jüngst während ich dieses Buch schrieb, habe ich die aktuelle Ausgabe einer deutschen Fitnessfachzeitschrift per Post bekommen. Diese Zeitschrift wird besonders in Fitnessstudios u.a. von Trainern und Kursleitern gelesen und bezeichnet sich selbst als Europas Nr. 1 für Gesundheit.
Staunend und kopfschüttelnd las ich dort einen Artikel zum Thema Stretching, der ausgerechnet in einem medizinischen Sonderteil veröffentlicht wurde. In diesem Artikel wurden Regeln aufgestellt, die wieder auf den alten und widerlegten Theorien begründet wurden, u.a. vom Abbau der Abfallprodukte nach dem Training oder dem Vorbeugen vor Verletzungen vor dem Training.

Am Rande sei erwähnt, dass in einer Trainerfachzeitschrift des gleichen Verlages welche speziell für Aerobictrainer erscheint, bereits 2004 ein zweiteiliger Artikel von mir veröffentlicht wurde. Der Artikel gab einen Überblick über den richtigen Aufbau einer Stepaerobicstunde. Im ersten Teil des Artikels beschrieb ich, warum statisches Pre- und Poststreching nicht sinnvoll ist. Als Reaktion auf den Artikel gab es einen Aufschrei einiger junger Aerobickursleiter, so dass der Verlag den zweiten Teil verschob und später nur mit einem für mich als Autor nicht sehr schmeichelnden distanzierenden Redaktionshinweis veröffentlichte und betonte, dass es mein letzter veröffentlichter Teil sei.

Auch sechs Jahre nach meinem Artikel ist für viele Trainer die Erde noch eine Scheibe. Selbst die sonst oft aktuelle Wikipedia Enzyklopädie ist im Artikel zur Dehngymnastik noch nicht up to date. Aus diesem Grund empfehle ich u. a. auch die Lektüre der Forschungsergebnisse des renommierten Sportwissenschaftlers und Universitätsprofessors Dr. Jürgen Freiwald, der u. a. auch Fachgutachter der Zeitschrift Stiftung Warentest ist.

In seinem Vorwort schreibt Dr. Jürgen Freiwald:

„[...] Trotzdem hat sich in den letzten Jahren im Bereich des Dehnens

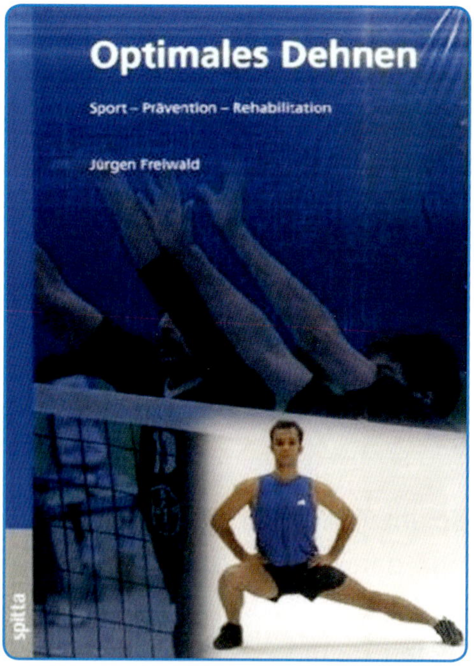

Buchtipp: Freiwald, J. (2009). Optimales Dehnen. Balingen: Spitta.

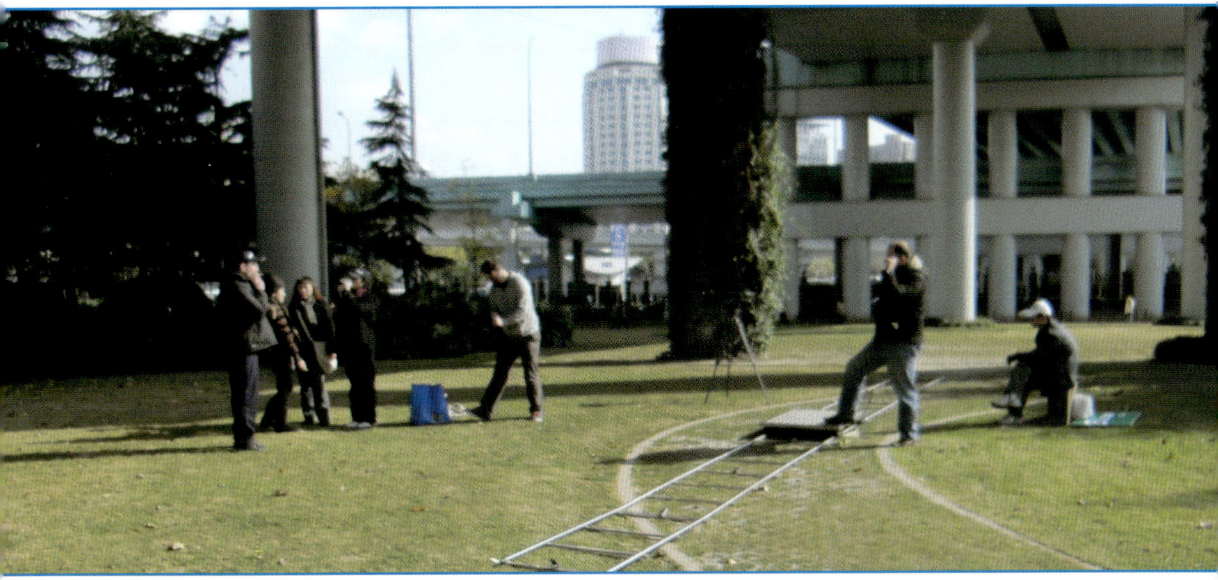

viel bewegt. Neuere Forschungsergebnisse haben zum Überdenken von althergebrachten Positionen geführt. Meisterlehren wurden durch wissenschaftliche Erkenntnisse gestützt oder verworfen. [...]

Die aktuellen Grundlagen von Dehnungen werden dargestellt, es liefert Fakten, Legenden werden aufgedeckt und Hinweise für die Praxis gegeben. Dabei wurde einerseits auf eine wissenschaftlich fundierte aber gleichzeitig auch verständliche Darstellung Wert gelegt. Darüber hinaus war es das Ziel, Theoretiker und Praktiker einander näher zu bringen.

Das Buch ist nicht nur ein bequemes Buch. Mancher Leser wird sich gezwungen sehen, einige liebgewonnene Gewohnheiten, Begründungen und Erklärungen zu überdenken. Wenn man jedoch bereit ist, sich auf die Thematik unvoreingenommen einzulassen, ist das Buch äußerst informativ und interessant." Quelle: Freiwald, J. (2009)

Was ist der Unterschied zwischen Strecken, Dehnen und Stretching?

Stretching wird allgemein als englischsprachiges Synonym für Dehnen benutzt. **Unter Dehnen bzw.**

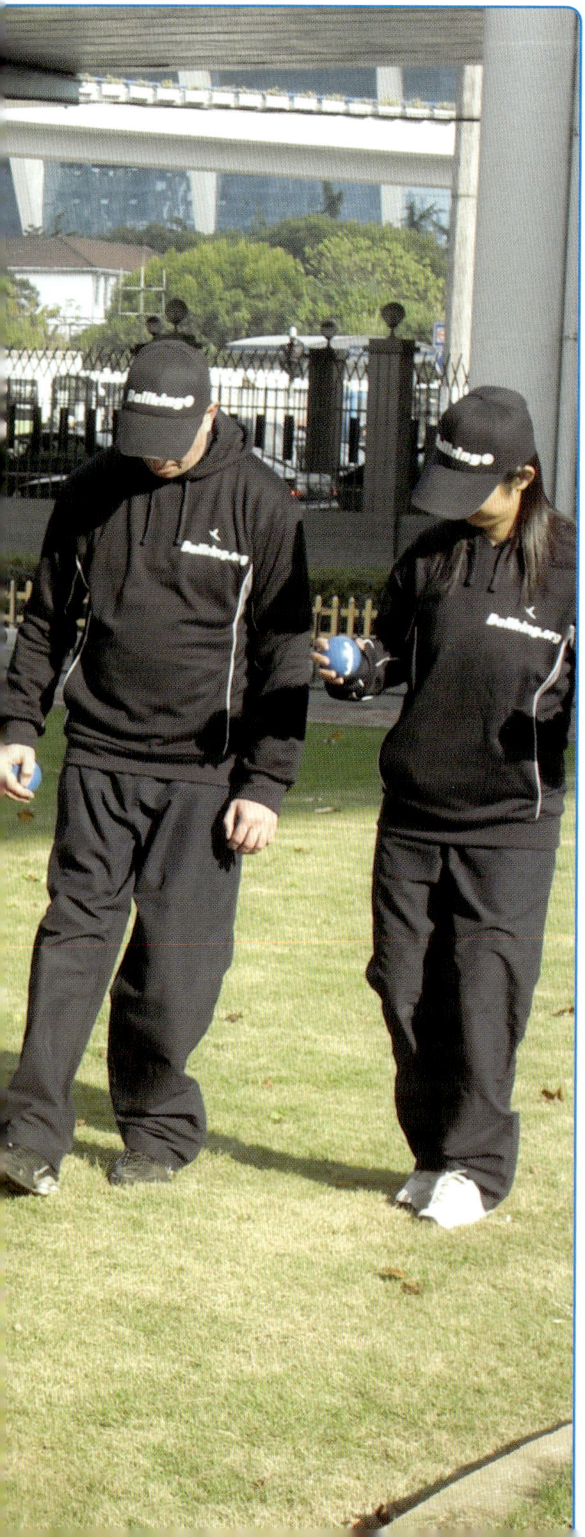

Stretching wird allgemein ein Zug am Muskel zur Erhöhung der Beweglichkeit verstanden.

Dehnen betrifft jedoch mehr als ein Zug am Muskel und daher definiert Dr. Jürgen Freiwald Dehnen wie folgt:

„Dehnen ist ein Vorgehen, mit dem vielfältige Trainings- und Therapieziele verfolgt werden. Es gibt verschiedene methodische Vorgehensweisen (Dehnmethoden). Ein besonders bedeutsames Trainings- und Therapieziel ist die Erweiterung der Beweglichkeit.“ Quelle: Freiwald, J. (2009).

Mit Strecken ist eine Bewegung gemeint:

- die den Körper in die Länge zieht,
- jedoch unterhalb der maximalen Amplitude bleibt.
- Das Strecken soll zur körperlichen und geistigen Aufrichtung führen.
- Strecken ist eine kurzweilige Bewegung, soll nicht Dehnen und ist kein eigenständiges Training.

Wann sollten Sie Strecken und wann Dehnen?

Immer wenn der Körper länger in einer bestimmten Bewegung oder Position verbracht hat und ein Bewegungs- bzw. Positionswechsel ansteht, kann und sollte der Körper gestreckt werden. Aber auch in kurzen Pausen innerhalb längerer Phasen kann und sollte der Körper kurz gestreckt werden. Ob es das lange Sitzen am Schreibtisch oder im Auto, das Liegen im Bett oder auf der Couch oder der Sport bzw. das Ballking ist, der Körper darf gestreckt werden.

Dehnen hingegen ist ein eigenständiges Training, welches einer separaten Trainingseinheit mit eigener vollständiger Aufwärmphase bedarf. Zwischen einzelnen Trainingseinheiten muss eine Regenerationspause liegen und aus diesem Grund sollte nicht direkt vor oder nach dem Ballking gedehnt werden. Es gibt besondere Ausnahmen für den spezialisierten Leistungssport, doch diese dürfen

• Expertenrat •

Vor, während und nach jeder Ballkingstunde können Sie sich kurz Strecken.

von Christian Pohl

nicht unbelegt auf den Volkssport Ballking oder andere Breitensportarten übertragen werden.

Dehnen ist grundsätzlich als eigenständiges Trainingsziel empfehlenswert und bei verschiedenen Krankheitsbildern medizinisch dringend angezeigt. Wer neben dem Ballking noch Dehnen möchte, der sollte die Regenerationszeit von ca. 24 bis 48 Stunden verstreichen lassen und sich vor dem Dehnen vollständig aufwärmen.

Warum Strecken?

Das Strecken soll dem Geist und den Nerven dienen. Das Gehirn soll registrieren, dass eine Bewegungsänderung ansteht, in dem die gestreckten Körperteile über das Nervensystem angesprochen werden. Es sind also nicht die präventiven, sondern eher sportpsychologischen bzw. neurologischen Effekte, die dem Strecken zugrunde liegen. Durch das Recken und Strecken sollen im Gehirn und Rückenmark Zentren für die Bewegungssteuerung und -empfindung aktiviert werden. Umgangssprachlich soll der Körper spüren und wissen, wo seine Körperteile gerade sind, was sie machen und wie und wohin er sie für die gleich anstehende Aufgabe bewegen soll.

Das Strecken des Körpers im Rahmen der allgemeinen Aufwärmphase unterstützt die Konzentration auf die richtige Bewegungstechnik. Durch die Konzentration auf die Technik wird der Trainingseffekt erhöht und so sekundär Sportverletzungen vorgebeugt. Ob das Strecken wirklich die gewünschten Effekte erzielt oder nur das subjektive Empfinden verändert, ist nicht wissenschaftlich belegt.

Wie Strecken?

Vor dem Strecken schütteln Sie den Körper leicht aus, d.h., von den Füßen über die Beine, Hüfte, Oberkörper, Arme, Hände bis zum Kopf. Strecken Sie die einzelnen Extremitäten kurz und anschließend richten Sie den Oberkörper und Kopf gestreckt auf. Am Ende können Sie die Arme hoch zum Himmel Strecken und sich bis auf die Fußspitzen aufrichten und möglichst ganz lang machen.

Die Bewegungen sind kurzweilig und sollen auf keinen Fall in schmerzhafte Regionen vordringen bzw. an die maximale Bewegungsgrenze heranreichen.

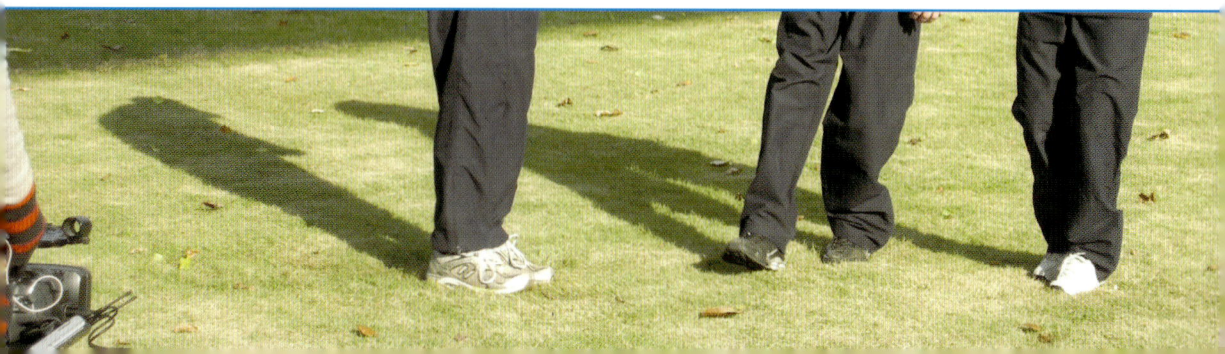

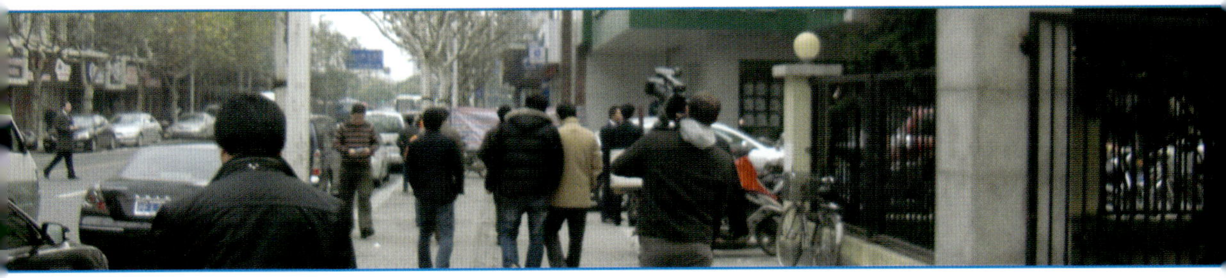

Enttarnte Legenden und Mythen zum Dehnen

Quelle: Skript von Professor Dr. Jürgen Freiwald zu seinem Vortrag im Akademie-Forum des Turnfestes 2009 in Frankfurt.

Können Muskeln durch Dehnen verlängert werden?

„Im Rahmen der genetischen Rahmenbedingungen kann sich die Muskellänge an äußere Reize anpassen. Man weiß jedoch aus Tierversuchen, dass diese Anpassungen eine wochen- und monatelange Zwangspositionierung der Muskulatur - Fixierung in verkürzter oder verlängerter Position - erfordern. **Die Verkürzungen und Verlängerungen der Muskulatur sind nach Aufheben der Fixierung komplett reversibel - auch ohne spezielle Dehnungen.** Ob die Ergebnisse der Tierexperimente auf den Menschen übertragbar sind, muss - besonders was den zeitlichen Verlauf von Anpassungen betrifft - bezweifelt werden. Denkbar ist jedoch, dass lange Zwangshaltungen auch beim Menschen (`Homo Sessilus´) zu vergleichbaren Anpassungen führen - bisher steht jedoch jeder Beweis aus."

Verkürzt Krafttraining die Muskulatur (Kontraktionsrückstand)?

„Krafttraining schränkt die Beweglichkeit nicht ein. **Im Gegenteil: Alle Studien zeigen, dass sich z. B. bei Untrainierten und bei älteren Personen die Beweglichkeit durch Krafttraining erhöht.** Wird das Krafttraining falsch geplant und durchgeführt, kann es zu negativen Anpassungen mit Fehl- und

Überbelastungen kommen. Folge kann dann eine eingeschränkte Beweglichkeit sein. Schuld an solchen Ergebnissen ist nicht das Krafttraining, sondern das falsch geplante Krafttraining."

Dient Dehnen der Vermeidung und Regeneration nach Muskelkater?

„**Dehnen kann Muskelkater weder vor noch nach sportlichen Belastungen beeinflussen.** Wird das Dehnen nach Muskelkater auslösenden Belastungen durchgeführt, kann der Muskelkater sogar verstärkt werden. An sich ein logisches Ergebnis, da der Muskelkater durch zu hohe Zugbelastungen auf die Muskelzellen ausgelöst wird (u. a. exzentrische Belastungen) und ein erneutes Ziehen an der Muskulatur durch Dehnungen die Schäden aus mechanischer Sicht nicht reparieren kann."

Dient Dehnen der besseren Regeneration nach sportlicher Leistung?

„In Studien hat sich gezeigt, dass **statisches Dehnen nach laktaziden Belastungen durch die Hemmung der Durchblutung eher einen negativen Effekt auf die muskuläre Regeneration hat,** während Auslaufen einen eher positiven Effekt zeigte."

Führt Dehnen zur Vermeidung von Verletzungen?

„Das bisherige Problem war, das jeder einfach nur wusste, dass Verletzungen durch Dehnen verhindert bzw. gemindert werden.

Nun liegen neuere wissenschaftliche Untersuchungen vor, die zeigen, dass Dehnen keinen bedeutsamen Einfluss auf die Inzidenz von Verletzungen haben. Auch bei dieser Thematik muss nun weiter differenziert werden, wer tatsächlich von Dehnungen - auch im Sinne der Verletzungsprophylaxe - profitiert und wer nicht. Das kann in Zukunft nur durch weitere wissenschaftlich fundierte Untersuchungen geleistet werden."

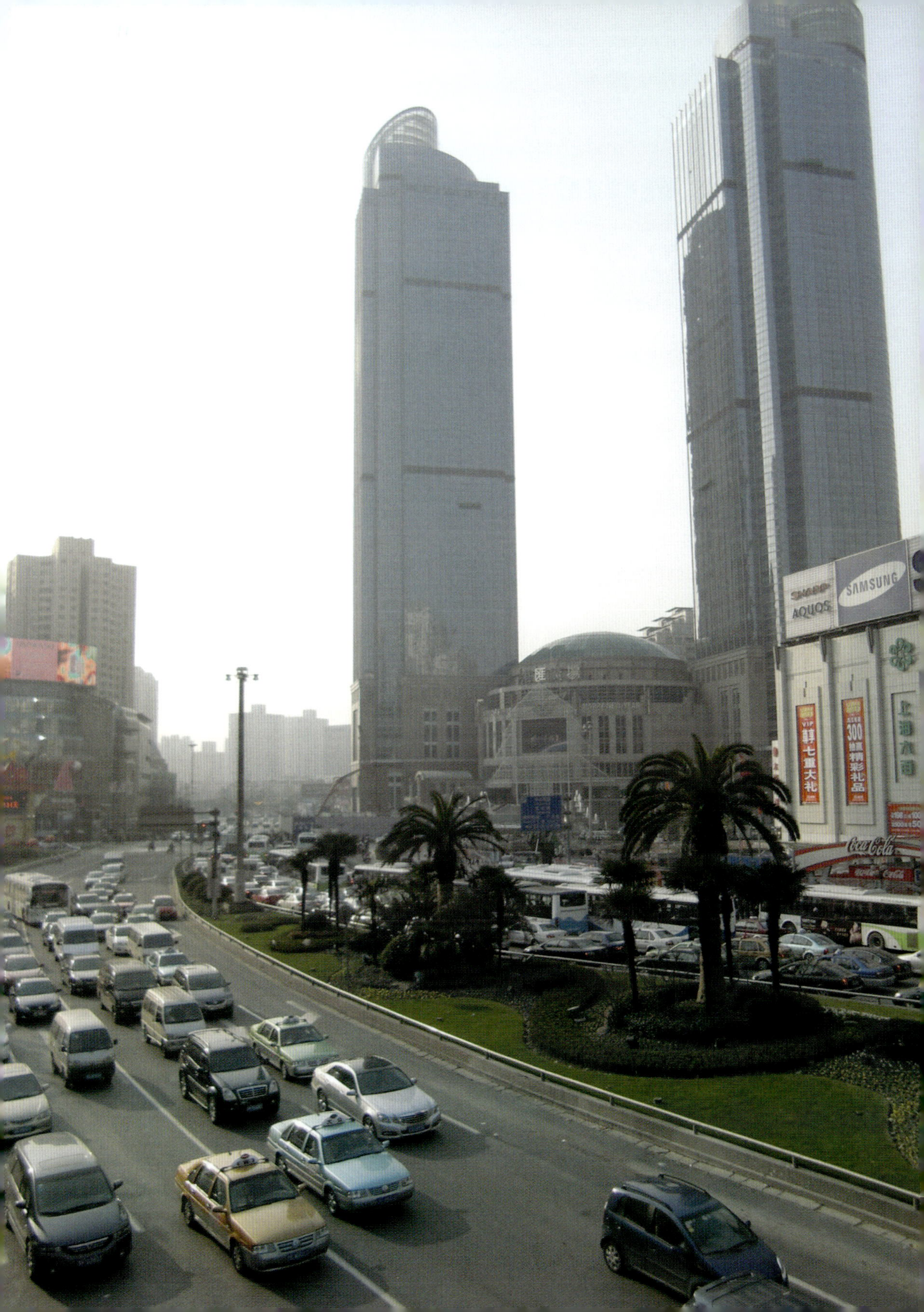
SHARP
AQUOS
SAMSUNG
Coca-Cola

Trainingsempfehlung

Wenn Sie sich für den Aufbruch in ein gesundes und fittes Leben entschieden haben, dann ist das sicher eine der besten Entscheidungen für Ihr Leben.

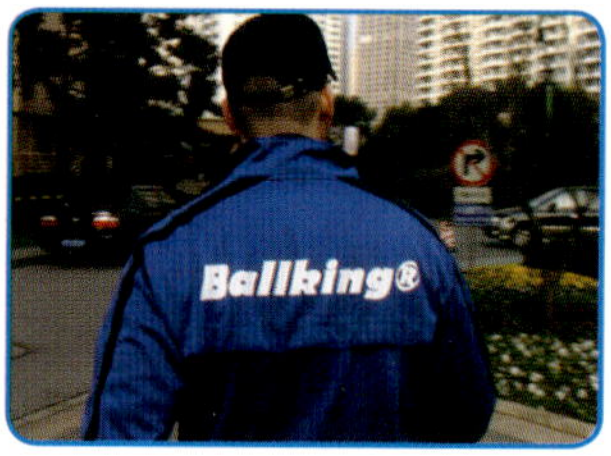

Damit Sie diese Entscheidung später nicht bereuen, sollte der Start auch mit voller Energie und den richtigen Voraussetzungen begonnen werden.

Zur ersten Grundvoraussetzung gehört der Besuch bei Ihrem Hausarzt bzw. einem Facharzt für Sportmedizin.

Der Arzt sollte Sie gründlich und besonders die Gelenke, Blutwerte und das Herzkreislaufsystem auf Vorschädigungen untersuchen.

Bitte bedenken Sie, dass Sie auch nie mit einem Auto fahren würden, bei welchem die TÜV-Plakete fehlt. Hohlen Sie sich also erst Ihre Gesundheits-TÜV-Plakete vom Arzt. Bitte ignorieren Sie diesen Rat nicht oder nehmen ihn auf die leichte Schulter. Sie würden es sich bestimmt auch niemals verzeihen, wenn Sie mit einem Auto ein Kind überfahren würden, nur weil Ihr Auto kein TÜV hat. Genauso wenig würden es Ihre Angehörigen schätzen, wenn Sie, um die Praxisgebühr zu sparen, aus Terminnot oder aus anderen Gründen keinen Arzt besuchen und dadurch später krank würden.

Wenn der Arzt grünes Licht gibt, dann können Sie sich die richtige Ausrüstung zulegen.

Sollten Sie in diesem Punkt noch ergänzende Tipps benötigen oder wissen wollen, wo Sie das originale Ballkingzubehör bekommen können, dann schauen Sie im Internet unter www.ballking.org nach.

Bitte bedenken Sie, dass Sie genauso, wie Sie sich für den Besuch einer großen Feier oder Party um das richtige Outfit sorgen, damit Ihr Ansehen nicht leidet, genauso sollten Sie nur mit guter Ausrüstung starten, damit Ihre Gesundheit nicht leidet.

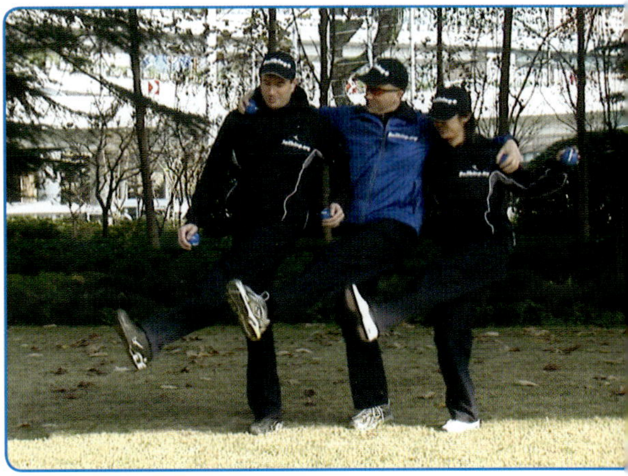

Suchen Sie sich einen Ballkingkurs in Ihrer Nähe. Sie finden die Kursanbieter auch im Internet. Ihr Ballkingtrainer vor Ort kann Ihnen auch die Frage beantworten, ob Ihre Krankenkasse die Kosten im Rahmen eines Präventionskurses zu 80 Prozent übernimmt.

Bitte bedenken Sie, dass noch nie ein Meister vom Himmel gefallen ist. Für eine neue Frisur gehen Sie auch zum Friseur und schneiden Sie nicht vor dem Spiegel selber.

Starten Sie bitte nicht alleine oder vertrauen auf Andere, die glauben es richtig zu können. **Ballking® in einem Präventionskurs unter Leitung eines speziell ausgebildeten Ballkingprofis kostet Sie im Idealfall je nach Krankenkasse zwischen 0 und 45 Euro.**

Bitte bedenken Sie, dass Sie sich auch nicht von einer Krankenschwester am Blinddarm operieren lassen würden, nur weil diese schon oft bei einer OP danebenstand und selber auch schon operiert wurde.

Ihr Ballkingtrainer wird Ihnen den Einstieg ins Training erleichtern und Ihnen in den ersten 12 Wochen zur Seite stehen.

Nach dem Ballkingkurs gelten Sie als fortgeschritten und dann könnte ein Trainingsprogramm wie folgt aussehen:

Ballkingtraining zum Abnehmen:

• Abnehmen: •

Trainingshäufigkeit:	**Zwei Ballking® Stunden pro Woche.**
Trainingsintensität:	**In den Stunden sollten Sie je nach Leistungsstand und Körpergröße fünf bis sieben Kilometer zurücklegen.**
Pulsbereich:	**Ihr Trainingspuls sollte nach dem Einsteigerkurs auf Ihren fortgeschrittenen Trainingszustand neu berechnet werden und dazu muss auch der veränderte Ruhepuls ermittelt werden. Der empfohlene Zielbereich liegt zwischen 60 und 70 Prozent der maximalen Herzfrequenz.**

Zusätzlich erforderlich: Krafttraining + menschliche Ernährung

• Ballking® Trainingsempfehlung zum Abnehmen •

Begleitend ist auch ein Krafttraining zu empfehlen. Dazu können Sie einmal die Woche eine Stunde mit einem Personaltrainer trainieren oder ein Fitnessstudio besuchen. Sollten Sie kein Fitnessstudio oder Personaltrainer besuchen wollen oder können, dann bleibt als Alternative ein kleiner Fitnesszirkel für zu Hause.

Im Fitnesszirkel sind einfache aber effektive Übungen zusammengefasst, die sie zu Hause selber machen können.

Trainingshäufigkeit:
Jeweils am Tag nach dem Ballkingtraining.

Trainingsintensität:
Beginnen Sie mit 30 Sekunden je Übung, in denen Sie die Übung kontinuierlich im ruhigen Tempo wiederholen. Steigern Sie jede Woche um fünf Sekunden, bis Sie eine Minute je Übung erreicht haben.

Zwischen den verschiedenen Übungen sollten Sie 30 Sekunden Pause einlegen.

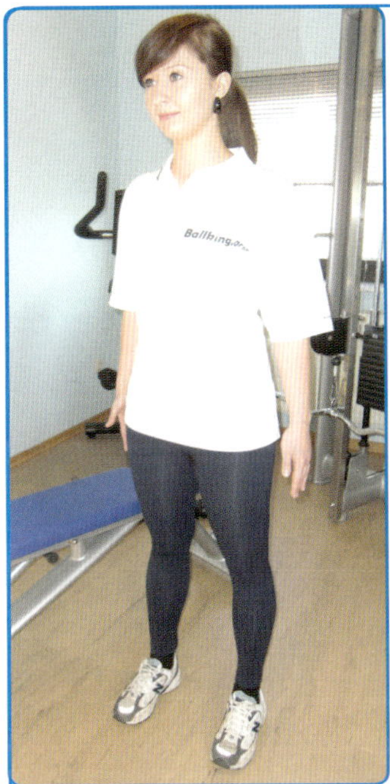

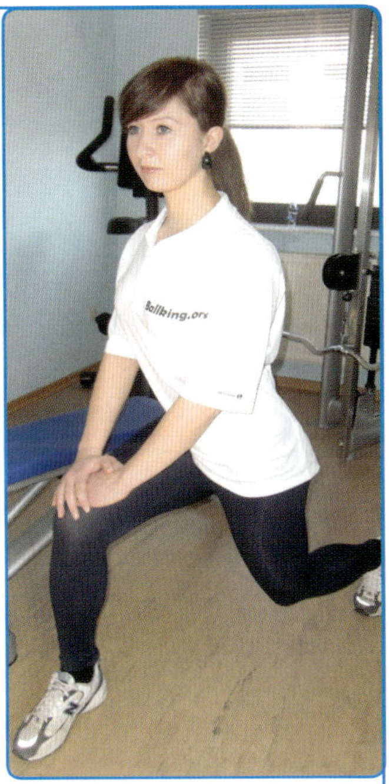

1. Station: Ausfallschritt für den Po und die Oberschenkel

Aufrecht mit leicht gebeugten Knien und parallelen Füßen stehen. Mit einem Bein einen großen Schritt nach vorne gehen und einen Kniefall machen.
Kurz vor dem Boden wieder hochkommen und in den Stand zurückkehren. Zum anderen Bein wechseln und das Ganze immer wechselnd weiter machen.

Anfänger können sich mit den Händen abstützen. Achten Sie darauf, dass der Rücken aufrecht bleibt und der hintere Oberschenkel möglichst senkrecht nach unten zeigt.

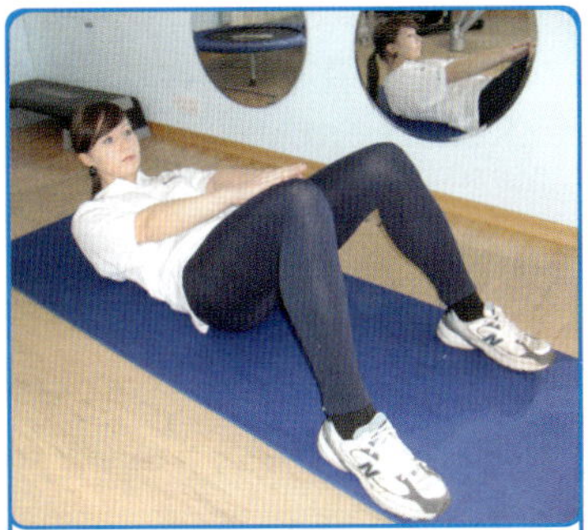

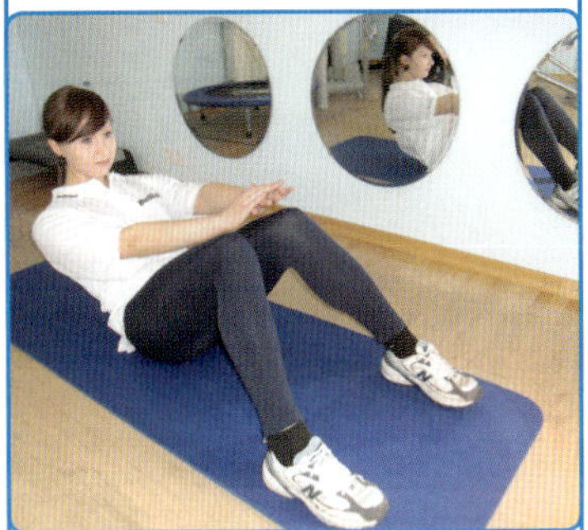

2. Station: Sit-ups für den Bauch

Auf den Rücken liegend die Beine anwinkeln. Beide Hände übereinanderlegen und im Wechsel auf die Knie tippen.

Achten Sie darauf, dass Sie Ihr Kinn immer fest auf die Brust drücken und den Kopf niemals nach hinten strecken.

3. Station: Fliegen für den Rücken

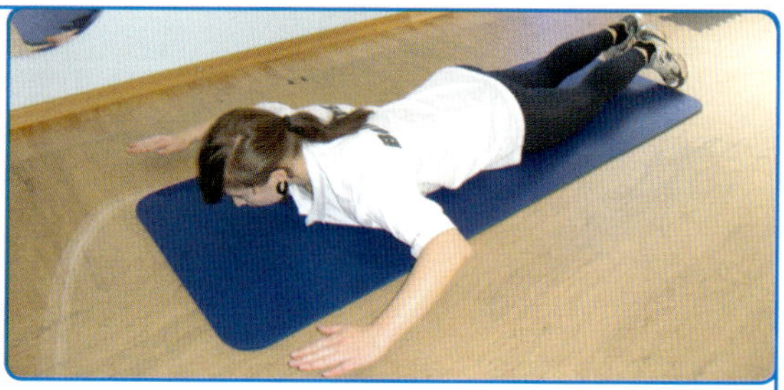

Auf den Bauch legen und die Arme rechtwinklig angewinkelt nach vorne strecken.

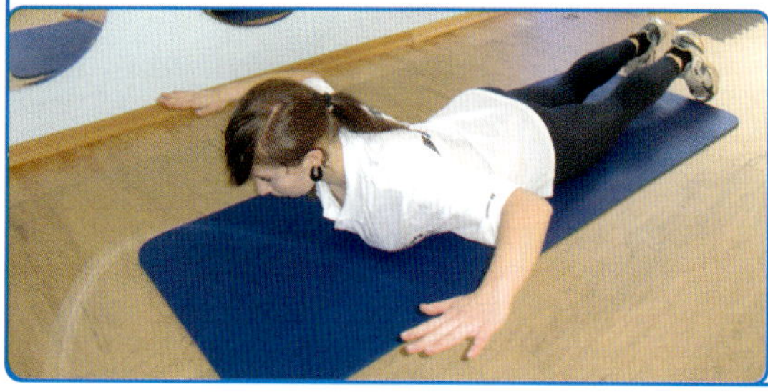

Jetzt den Oberkörper und Arme vom Boden anheben, bis der Brustkorb in der Luft ist.

Wichtig: Die Nase zeigt stets zum Boden.

4. Station: Damenliegestütz für Brust und Arme

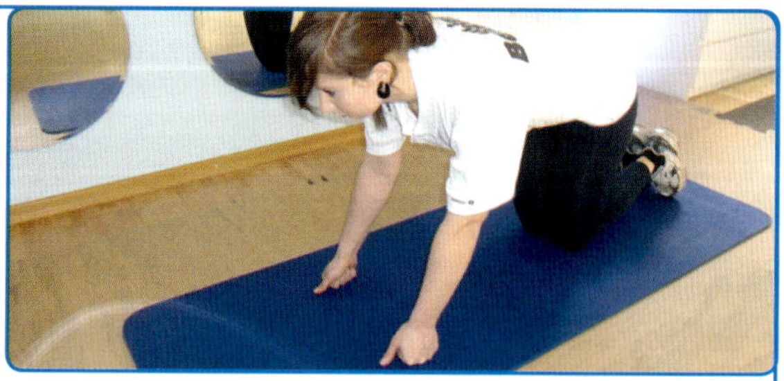

In den Vierfüßlerstand gehen. In der Hüfte und Schulter ist je ein rechter Winkel. Die Finger der Hand zur Faust anlegen und aufstützen. Mit der Nase Richtung Boden sinken und die Arme dabei ganz dicht am Körper vorbei bewegen.

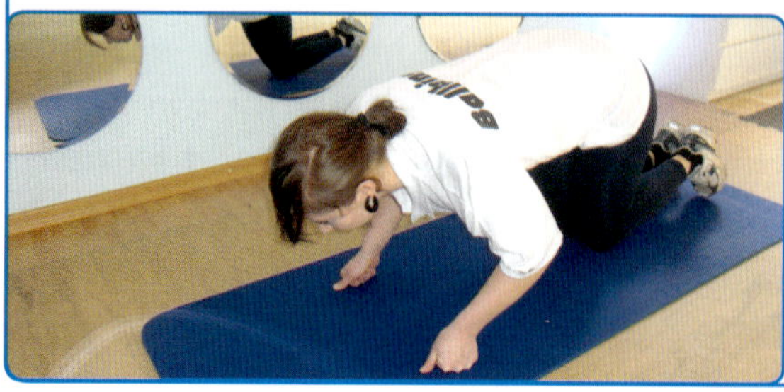

Die Beine und Füße bleiben parallel.
Wichtig: Gehen Sie nur so tief runter, dass Sie sich sicher wieder hoch drücken können.

5. Station: Dips für die Arme

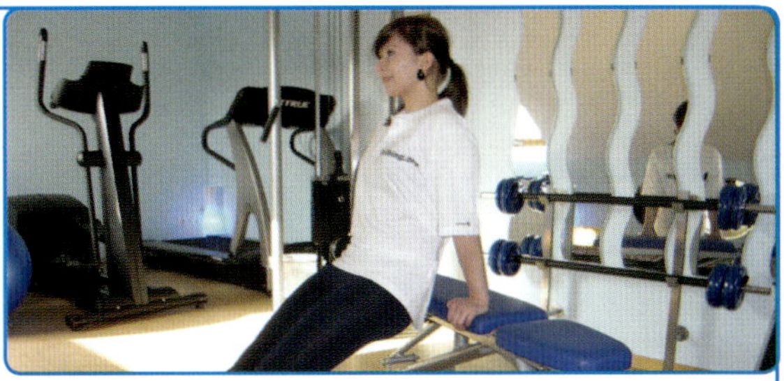

An einer Kante (Badewanne, Bett) mit beiden Armen hinterm Rücken abstützen. Mit dem Hintern Richtung Boden sinken, bis die Arme deutlich angewinkelt sind und dann wieder hochdrücken. Bewegung im gleichmäßigen Tempo wiederholen.

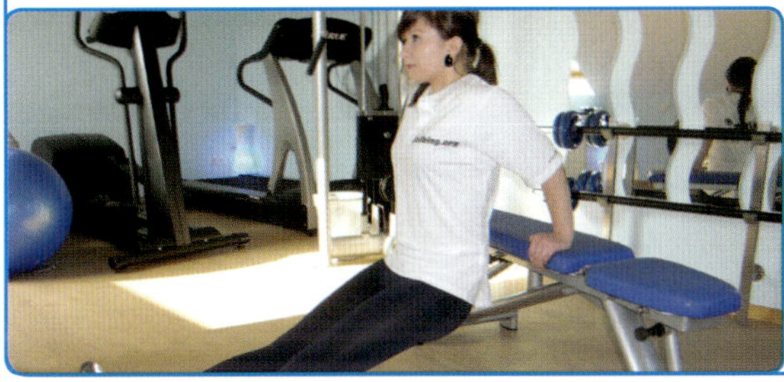

Wichtig: Nicht zu tief runter gehen und die Schultern stabil halten. Die Bewegung kommt aus den Armen und nicht aus den Schultern und die Hüfte brauch nicht extra angehoben werden.

• Herzkreislauftraining: •

Trainingshäufigkeit: Drei Ballking® Stunden pro Woche.

Trainingsintensität: In den Stunden können Sie je nach Leistungsstand und Körpergröße sechs bis acht Kilometer zurücklegen.

Pulsbereich: Ihr Trainingspuls sollte nach dem Einsteigerkurs auf Ihren fortgeschrittenen Trainingszustand neu berechnet werden und dazu muss auch der veränderte Ruhepuls ermittelt werden. Der empfohlene Zielbereich liegt zwischen 70 und 80 Prozent der maximalen Herzfrequenz.

Zusatzempfehlung:

Variieren Sie auch gerne zwischen ebenen und hügeligen Strecken.

• Ballking® Trainingsempfehlung für das Herzkreislauftraining •

Keine Angst vor Muskelkater

Lange Zeit galt die sogenannte Milchsäure als Übeltäter für die Schmerzen nach dem Training. Dies gilt heute jedoch als überholt.

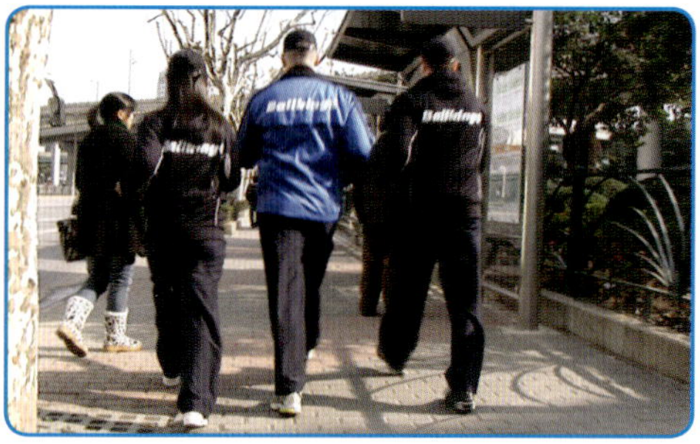

Grundsätzlich können drei verschiedene Grade unterschieden werden:

I. Grad: Kraftlosigkeit der Muskeln

Jede ungewohnte Tätigkeit führt zu einer besonderen Ermüdung der betroffenen Muskeln.

Dies ist jedoch nicht sofort eine Überanstrengung bzw. Verletzung. Während der Zeit der Regeneration ist der Muskel schwächer als sonst. Dies drückt sich in einem matten Gefühl aus, bei dem es auch einmal zu Bewegungsschmerzen kommen kann. **Dieser erste Grad ist völlig normal nach einem Training.**

II. Grad: Muskelkater

Beim Muskelkater liegt eine deutliche Überanstrengung der Muskulatur vor.

Durch die zu große Belastung sind im Muskel kleine Risse im Gewebe entstanden. Der Körper kann diese Mikrotraumen selber heilen, wozu die betroffenen Gewebeteile mit Flüssigkeit überflutet werden, es entsteht ein sogenanntes Ödemen. Durch die Flüssigkeit entsteht ein Druck auf das umliegende Gewebe, welcher als Schmerz gespürt wird, ähnlich wie bei einem Pickel im Gesicht der die Haut spannt. **Dieser zweite Grad kommt zwar häufig vor und verschwindet nach 24 bis 72 Stunden wieder, doch ist**

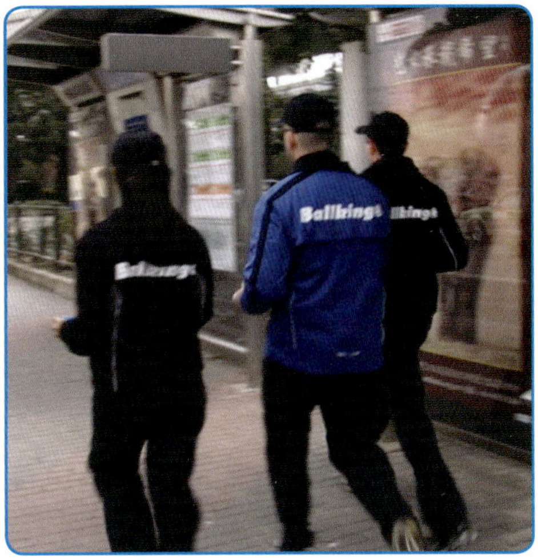

er ein deutliches Zeichen für eine nicht gut gesteuerte Trainingsbelastung oder für ein falsches Verhalten nach dem Training.

III. Grad: Muskeltrauma

In diesem Fall ist der Bereich der Sportverletzung erreicht.

Ein Beispiel eines Muskeltraumas ist der Muskelfaserriss. Das Training wurde zu intensiv und trotz vorheriger Warnsignale des Körpers, d. h., z. B. II. Grad Muskelkater, fortgeführt. Oft tritt dieser dritte Grad auf, wenn zu ehrgeizig und ohne Ruhepausen trainiert wird. Symptome sind besonders starke brennende und ziehende Schmerzen, die trotz völliger Ruhe auch nicht nach 48 Stunden verschwinden.

• Experten Rat •

Die Grade zwei und drei dürfen bei regelmäßigem Training nicht vorkommen.

Sollte der Muskelkater nach 48 bis 72 Stdunden noch unverändert im Schmerzempfinden sein oder noch weitere Beschwerden hinzukommen, sollte unbedingt der Hausarzt oder ein Facharzt für Sportmedizin aufgesucht werden.

von Christian Pohl

Experten Top Ten gegen Muskelkater

Damit Sie am Tag noch dem Training noch fit und munter sind, hier die zehn besten Tipps von Personaltrainer Christian Pohl.

Die Tipps gelten nicht nur für das Ballking®, sondern im Besonderen auch für ein Krafttraining.

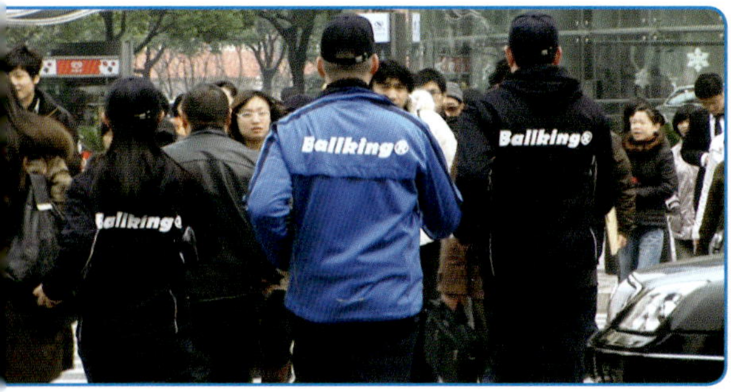

Tipp 1: Ausreichend trinken

Das Blut ist Transportmittel Nr. 1 im Körper und es besteht zu ca. 50 Prozent aus Wasser. Damit der Muskel richtig versorgt werden kann, muss das Blut flüssig bleiben. Liegt ein Wassermangel vor, wird das Blut zähflüssig und es kann seine Transportfunktion nicht mehr richtig erfüllen.

Faustregel: **Pro Tag und Kilogramm Körpergewicht 30 Milliliter Wasser trinken. Zusätzlich für jede Minute Training noch einmal weitere 15 Milliliter Wasser.**

Tipp 2: Nicht ohne Energie

Jede Muskelbewegung kostet Energie, dass weiß jedes Kind. Doch viele vergessen, dass auch die Regeneration viel Energie benötigt.
Normalerweise gibt es im Körper genügend Fettreserven für die Energiebereitstellung. Fett wird jedoch nur bei aerobem Training verstoffwechselt. Beim Gerätetraining bzw. Krafttraining kommt die Energie vor allem aus den Kohlehydratspeichern und haben Sie diese, z. B.

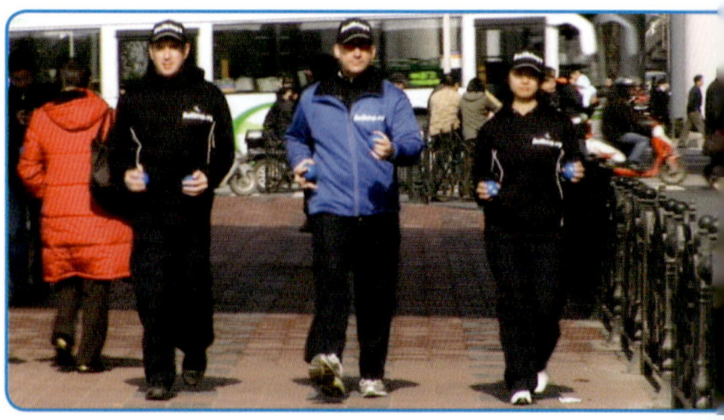

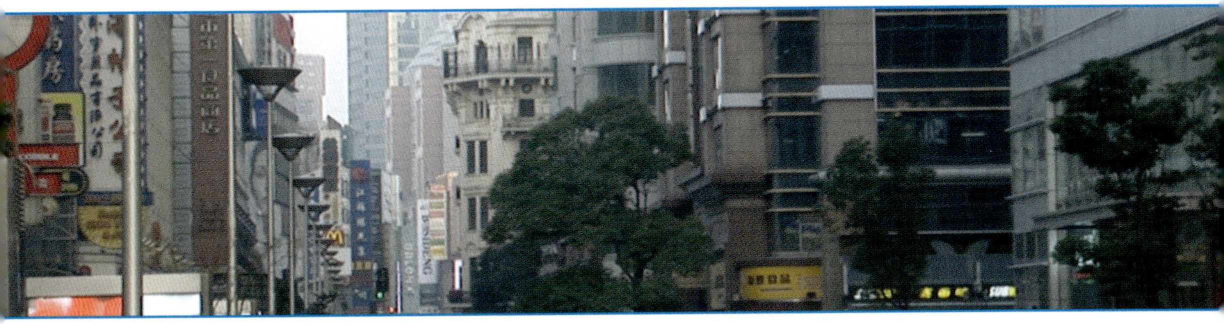

durch eine Diät oder ein Training am Vortag, bereits geleert, dann kann der Muskel weder richtig arbeiten noch sich regenerieren. Dadurch ist Muskelkater vorprogrammiert.

Faustregel Krafttraining: In der letzten Stunde bis ca. 30 Minuten vor dem Krafttraining sollten Sie mindestens ca. 50 Gramm Kohlenhydrate, z. B. eine Banane, gegessen haben.

Faustregel Ballking®: Besonders effektiv ist das Ausdauertraining zur Fettverbrennung am Morgen vor dem Frühstück. Wenn Sie es vertragen, dann trinken Sie vorher nur etwas Wasser und starten mit nüchternem Magen. Alternativ essen Sie bis 10 Minuten vor dem Start nur einen kleinen Becher Naturjoghurt.

Tipp 3: Aufwärmen

Der Stoffwechsel benötigt einige Zeit um sich auf die neue Situation, d. h., das Training, einzustellen. Erst wenn der Blutkreislauf bis tief in die Kapillare der Muskulatur aktiviert ist, sollte das Training beginnen. Hat der Muskel keine ausreichende Versorgung, ist nicht nur der Trainingseffekt verloren, sondern es kann sogar ein negativer Trainingseffekt entstehen.

Faustregel Krafttraining: Für jede Minute Krafttraining (inkl. Pausen) eine Viertelminute Aufwärmzeit.

Faustregel Ballking®: Bevor Sie mit dem Ballking beginnen, gehen Sie ca. drei Minuten ganz normal in lockerer Körperhaltung.

Tipp 4: Kein Prä-Stretching

Ein häufiger Fehler von Breiten- oder Fitnesssportlern ist das Dehnen vor dem Training. Heute raten Experten, dass ein intensives Dehnen vor dem Training nur im spezialisierten Leistungssport effektiv und sinnvoll ist.

Es ist ein gängiger Irrglaube, dass der Muskel ohne vorheriges Dehnen nicht so beweglich im Training ist.

Faustregel: **Nach dem Aufwärmen kein Prä-Stretching, statt dessen am Anfang des Trainings mit einer etwas geringeren Intensität starten und nicht sofort die maximale Beweglichkeit ausschöpfen.**

Tipp 5: Angepasste Intensität

Viel Potenzial für einen Muskelkater können Sie streichen, wenn die Intensität, d.h., z.B. die Wiederholungen und das Gewicht, richtig dosiert wird. Es ist wichtig, dass der Muskel nicht so lange trainiert wird, bis er völlig ausgebrannt ist.

Wenn er über die Ermüdungsgrenze hinaus belastet wird, dann kommt es zu kleinen Ermüdungskrämpfen. Diese können auch unbemerkt erfolgen und führen zwangsläufig zu Muskelkater, wenn nicht sogar zu Muskeltrauma. Es ist daher wichtig, dass Ihnen ein Trainer Ihre persönliche optimale Intensität für jede einzelne Übung berechnet. Die Tagesform beeinflusst auch die Intensität, d. h., nach einem besonders anstrengenden Arbeitstag, sollte auch das Training angepasst werden.

Besonders Anfänger oder Wiedereinsteiger sollten ungewohnte Muskelanstrengungen besonders leicht dosieren und steigern.

Faustregel: **Weniger bringt oft mehr. Jeder Tag ist anders und darum sollte das Training möglichst immer nur mit fachkundiger Trainingsbetreuung erfolgen.**

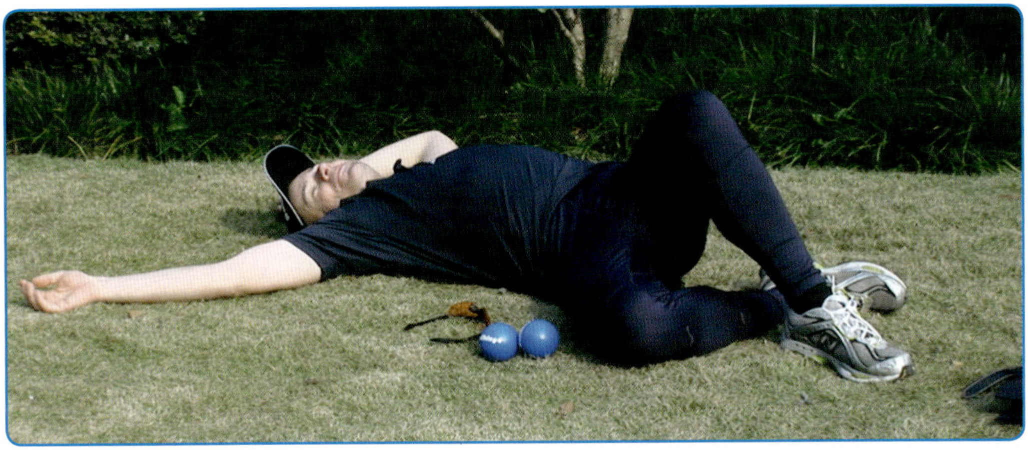

Tipp 6: Pausen

Es gelten nicht die Werbesprüche, wer schneller trainiert, hat schneller Pause oder wer weniger Pause macht, ist schneller fertig. Stellen Sie sich den Muskel einmal wie einen Schwamm vor, der nach jedem Auspressen etwas Zeit braucht, um sich wieder vollzusaugen. Der Muskel muss in den Pausen wieder Energie tanken und daher sollte zwischendurch immer ca. 30 bis 60 Sekunden Ruhe sein.

Im Übrigen ist es auch besonders wichtig, dem Körper nach einem Trainingstag genügend Pause zu gönnen, damit die Muskeln wieder mit Energie aufgetankt werden und auch etwas wachsen können. Die nächste Trainingseinheit bei Freizeitsportlern sollte daher erst nach ca. 24 bis 48 Stunden stattfinden. Faustregel Krafttraining: Zwischen jedem Übungssatz ca. 30 bis 60 Sekunden und zwischen den Trainingstagen mind. 24 Stunden Pause.

Faustregel Ballking: Als Einsteiger sollten Sie nach jedem Trainingstag einen Pausentag einlegen. Als Fortgeschrittener oder nach Rücksprache mit einem Ballkingtrainer kann an bis zu fünf Tagen in der Woche geballkt werden.

Tipp 7: Richtiges Cool-down

Nach jeder Trainingseinheit benötigt der Körper noch etwas Zeit für den Stoffwechsel zum Nachglühen.

Der Muskel muss auf der einen Seite mit Nährstoffen versorgt werden, damit sich der Muskel entspannen kann. Auf der anderen Seite müssen die Stoffwechselendprodukte aus dem Muskel abtransportiert werden. Dies benötigt Zeit und wenn Sie dies beachten, machen Sie den ersten großen Schritt zur Erholung und damit zum Trainingsfortschritt.

Faustregel Krafttraining: Für jede Minute Trainingszeit (inklusive Pausen, ohne Aufwärmzeit) eine viertel Minute leichte Bewegung zum Cool-down.

Faustregel Ballking®: Nach dem Ballking sollten Sie mindesten noch fünf Minuten in leichter Bewegung auf den Beinen bleiben.

Tipp 8: Nur strecken

Wie auch schon im vierten Tipp beschrieben, ist Dehnen nicht unbedingt sinnvoll. Dehnen verbraucht, ebenso wie jedes Training, viel Energie. Haben Sie schon eine Trainingseinheit hinter sich, hat der Muskel nicht mehr genug Energie fürs Dehnen.

Faustregel: Nach dem Training den Körper nur etwas strecken. Strecken Sie den Körper nur bis kurz vor dem Spannungsgefühl. Die Streckung jeweils nur zwei bis drei Sekunden halten.

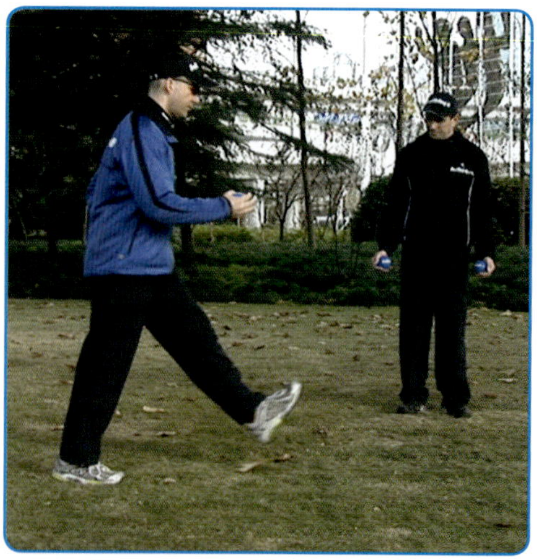

Tipp 9: warm halten

Der Körper ist nach dem Training auf einer guten Betriebstemperatur. Wenn Sie jetzt sofort kalt duschen gehen, dann braucht der Körper zuviel Energie, um den Körper auf Temperatur zu halten. Diese Energie fehlt dann wieder bei der Erholung der Muskeln, wodurch nicht nur Muskelkater entsteht, sondern auch der Trainingseffekt schwinden kann.

Besonders hinderlich ist aber auch, dass sich bei der kalten Dusche die kleinen Blutgefäße in den Armen und Beinen verschließen, wodurch die Ver- und Entsorgung unterbrochen wird, was ebenfalls negativ wirkt.

Faustregel: Nach dem Training am besten warm duschen, anziehen und etwas Warmes trinken (besser ein warmer Mineraltee als ein kaltes Softgetränk). Wenn möglich ca. 10 Minuten in die Bio-Sauna bis maximal 60 Grad.

Tipp 10: nicht sofort essen

Sollten Sie nach dem Training sofort hungrig zu Messer und Gabel greifen, dann können Sie gewiss sein, dass Ihr vorheriges Training so ziemlich umsonst war.

Mindestens eine Stunde nach dem Training ist der Körper mit der sofortigen Reparatur und Erholung der Muskel beschäftigt. Wenn Sie in dieser Zeit anfangen zu essen, dann unterbrechen Sie die Regeneration.

Besser ist ein kleiner Eiweiß-Shake nach dem Training und ca. ein bis eineinhalb Stunden später eine leichte Mahlzeit. Sollten Sie am Abend trainieren, dann lassen Sie die Mahlzeit weg und nehmen satt dessen entweder noch einen Eiweiß-Shake oder -riegel zu sich.

Faustregel: Nach dem Training ca. 0,3 Gramm Eiweiß pro Kilogram Körpergewicht und die nächste Mahlzeit erst frühestens eine Stunde später.

• Experten Rat •

Was Sie tun können, wenn der Muskelkater sich nicht vermeiden ließ:

1. **Sanfte Massage und Ausstreichen der betroffenen Muskelpartien.**

2. **Einreiben mit durchblutungsfördernden und schmerz stillenden Salben.**

3. **Entspannungsbäder beispielsweise mit durchblutungsfördernden Badeölen.**

4. **Besuch der Sauna**

5. **Kneip- bzw. Wechselbäder nehmen (zwei bis drei Minuten warm, 15 bis 20 Sekunden kalt).**

6. **Bewegung mit geringer Belastung, z. B. lockeres Gehen.**

von Christian Pohl

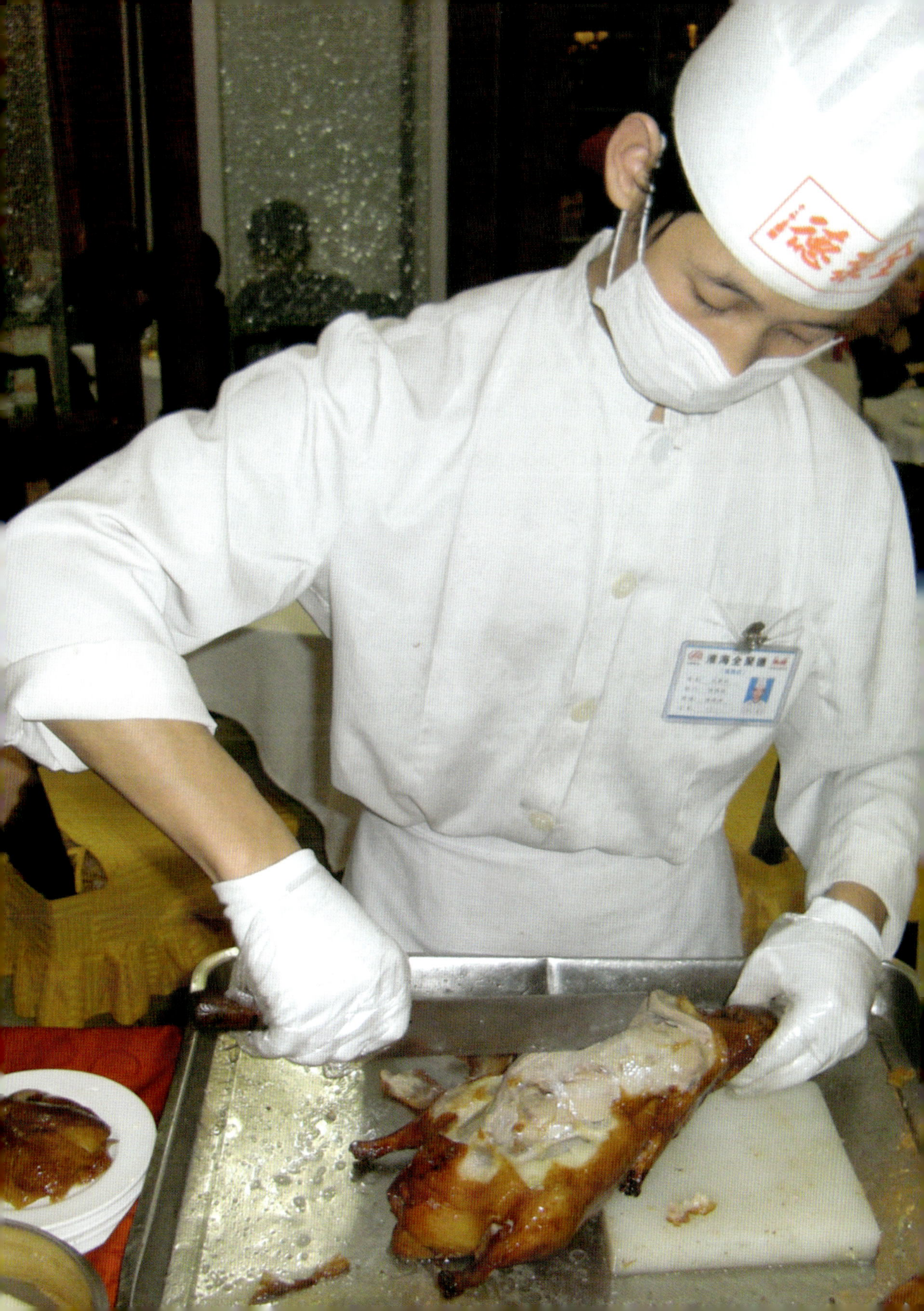

Die menschliche Ernährung

In Kürze wird ein weiteres Buch vom Fitness- und Ernährungsexperten Christian Pohl speziell zum Thema Ernährung erscheinen, in dem neben täglichen Ernährungsplänen, Einkaufslisten und Rezepten auch jede Menge Mythen und Lügen der Lebensmittelindustrie enttarnt werden.

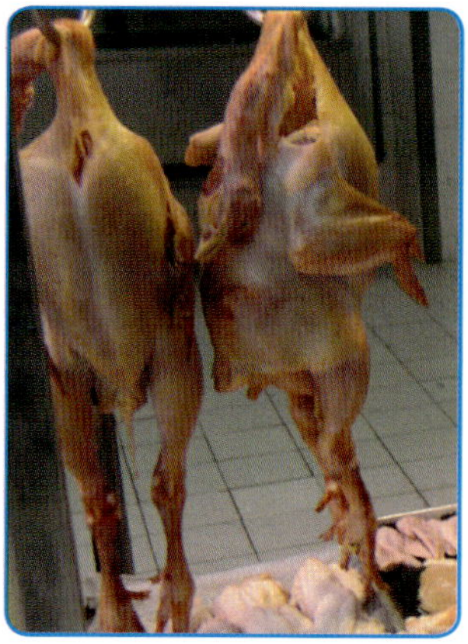

Als Vorschau sollen Ihnen an dieser Stelle schon einmal drei einfache Regeln vorgestellt werden, die Ihnen direkt zu Beginn Ihres Ballkingtrainings beim Abnehmen helfen können:

Regel Nr. 1:

Trinken Sie jeden Tag mindestens 0,03 Liter Wasser je Kilo Körpergewicht. Eine Frau mit 80 Kilogramm muss demnach 80 x 0,03 = 2,4 Liter trinken.

Zur Trinkmenge zählen nur Wasser, fettarme Milch (1,5 Prozent) oder ungesüßter Tee.

Regel Nr. 2:

Morgens und abends (möglichst) keine Kohlenhydrate, statt dessen Eiweiß essen.

Regel Nr. 3:

Nutzen Sie beim Einkaufen die Fettformel und essen Sie nichts, was mehr als 25 Prozent Fettkalorien enthält.

Erklärung zur Fettformel:

Warum ist in Lebensmitteln oft mehr Fett enthalten, als einem die Werbung glauben lassen möchte?

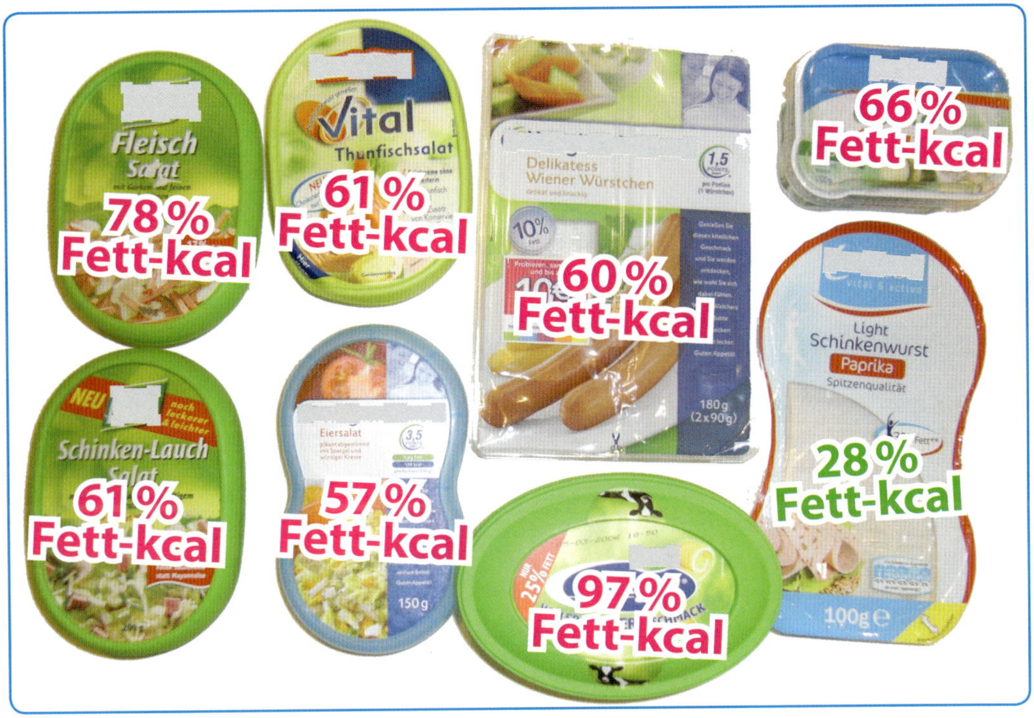

Der Unterschied liegt am deutschen Lebensmittelrecht. Hersteller sind verpflichtet den Inhalt in Gramm auf der Verpackung anzugeben, d.h., wenn, wie z.B. im Fett-Fighters Eiersalat, in 100 Gramm ganze 6,5 Gramm Fett enthalten sind, dann ist es gesetzlich erlaubt nur 6,5 Prozent Fett auf die Packung zu drucken, obwohl dies bei diesem Salat ca. 58 Prozent Fettkalorien entspricht.

In unseren Lebensmitteln sind zwei wesentliche Energieträger enthalten: Kohlenhydrate (Zucker) und Fette. Vergleicht man Kohlenhydrate und Fette in ihrer Brennwirkung, wird ein großer Unterschied deutlich. Ein Gramm Fett „verbrennt“ im Körper zu 9,3 Kilokalorien (wir rechnen später in der Fettformel der Einfachheit halber mit 10), Ein Gramm Kohlenhydrate hingegen ergeben nur 4,1 Kilokalorien.

Leider haben auch Markenlightprodukte oft mehr als 50 Prozent Fettkalorien und sind auch noch viel teurer. Sie können mit unserer Fettformel aber Fett und Geld sparen!

• Expertenrat •

Nutzen Sie beim Einkaufen die Fettformel und essen Sie nichts, was mehr als 25 Prozent Fettkalorien enthält.

von Christian Pohl

So berechnen Sie den Fettkaloriengehalt mit unserer Fettformel:

1. **Finden Sie die Fettangabe je 100 g auf der Packung.**

Beispiel:
Frischkäse = 22,5 g

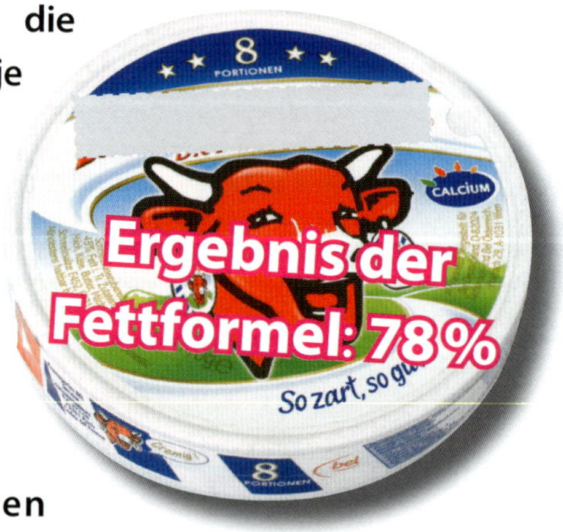

2. **Multiplizieren Sie die Grammzahl mit 10.**

22,5 x 10 = 225

Dieser Wert entspricht ca. den Fettkalorien je 100 g.

3. **Setzen Sie die Fettkalorien ins Verhältnis zu den Gesamtkalorien je 100 g.**

Es gilt immer nur der Gesamtgehalt je 100 g, d. h., Informationen wie Trockenmasse oder je Portion etc. können ignoriert werden.

Frischkäse = 289 kcal
d. h., 225 Fettkalorien
von 289 Gesamtkalorien

Rechnung (Dreisatz):
225 x 100 : 289 = 77,85
Rechnung (Überschlag)
200 sind 2/3 von 300

Das Ergebnis entspricht ca. dem Prozentsatz der Fettkalorien im Produkt.

Frischkäse light
in 100 g enthalten

Energiewert:	**141 kcal**
Eiweiß:	13 g
Kohlenhydrate:	6,5 g
Fett:	**7 g**

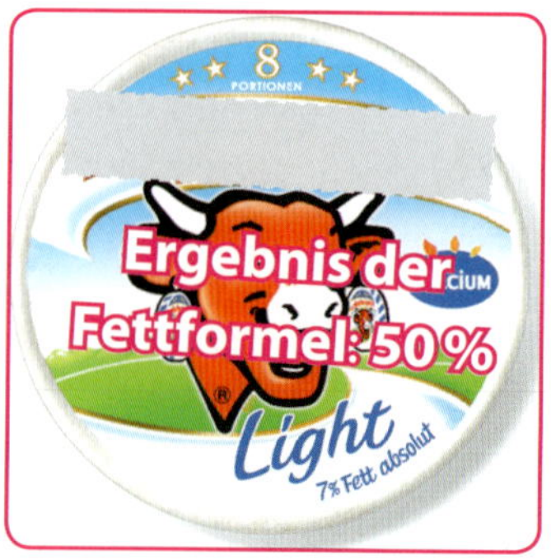

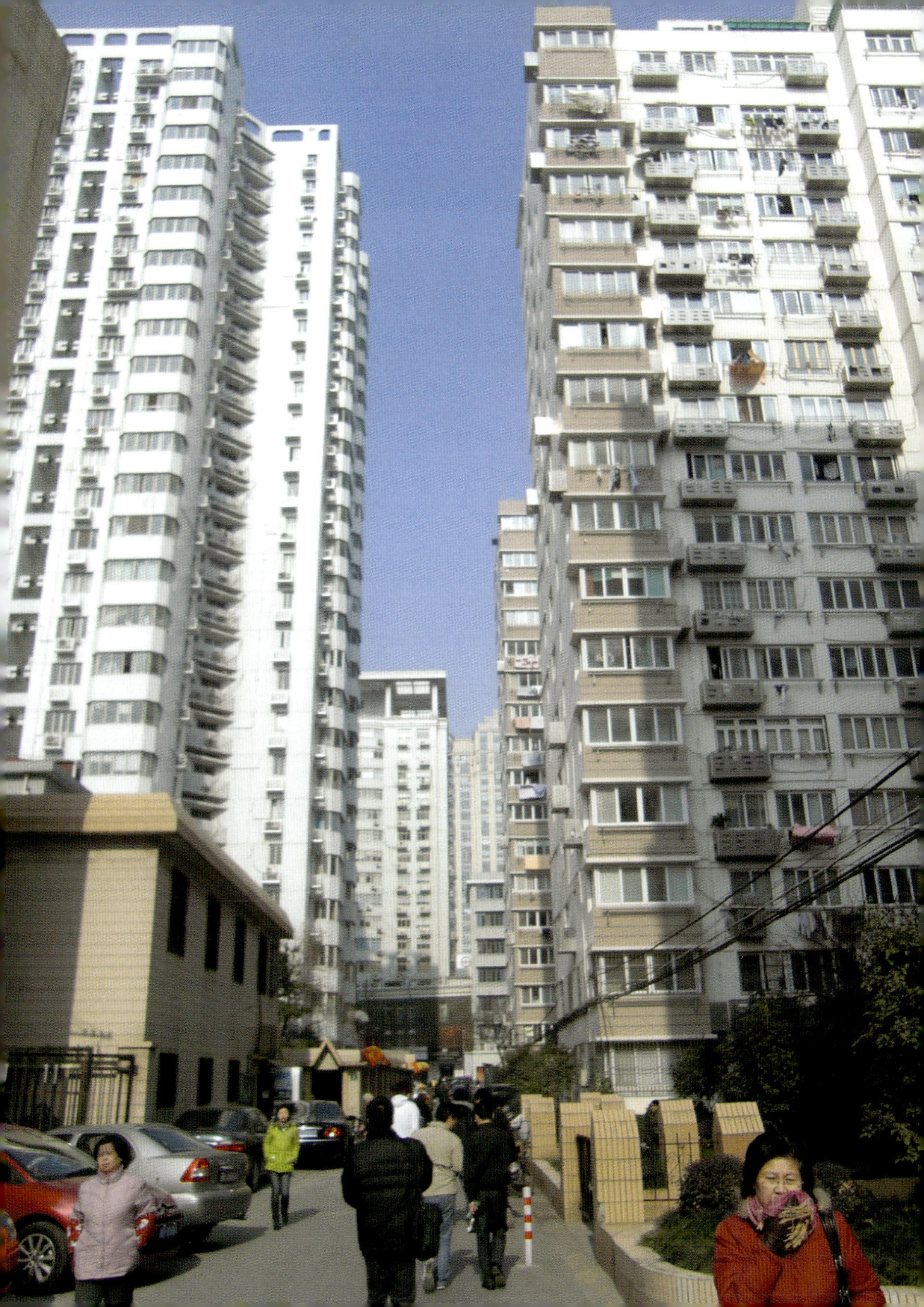

Abnehmen beginnt im Kopf

Was hat man nicht schon alles gehört und gelesen, was den ultimativen Erfolg beim Abnehmen bringen soll.

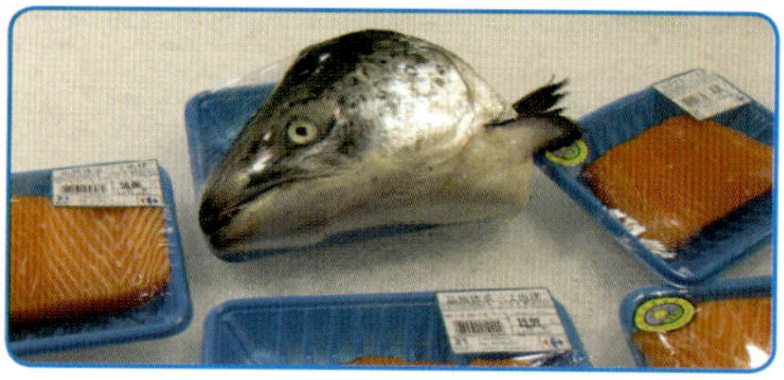

Was Sie nun im folgenden Kapitel lesen werden, kostet in der Anwendung weder Geld noch viel Kraft, um dem Ziel einer nachhaltigen Figurerhaltung und der geistigen Entspannung ein Stück näher zu kommen.

Das Glück beginnt im Kopf

Viele streben im Leben wie auch im Sport nach dem Moment bzw. dem Zustand des Glücks. Dass ein persönliches Glücksgefühl ein wirklicher Helfer sein kann, wird niemanden wirklich überraschen. Viele haben schon einmal etwas von sogenannten Glückshormonen gelesen, die den Körper beflügeln sollen. Doch wie soll das funktionieren und was spielt der Flow für eine Rolle?

Freude versus Schmerzen

Ob beim Abnehmen, im Sport oder dem Alltag, das menschliche Unterbewusstsein lenkt unseren Organismus nach einem einfachen Grundprinzip, er will Freude erlangen und Schmerz vermeiden.

Dieses Programm in unserem Gehirn ist auch der Grund, warum die meisten Menschen an Diäten oder längerem Ausdauersport scheitern. Nahrungsverzicht und körperliche Anstrengung verursachen ihnen so große Schmerzen, dass zur Befriedigung unseres Antischmerzprogramms aufgegeben wird. Entweder stemmt man sich mit asketischer bzw. drastischer Selbst- oder Fremddisziplinierung dagegen an, oder man nutzt die Flowalternative.

Der Flow ist ein Begriff, der durch den amerikanischen Professor Mihaly Csikszentmihalyi geprägt wurde. Er beschreibt das Gefühl des völligen Aufgehens in einer Tätigkeit. Im Zustand des Flows sind das Fühlen, Wollen und Denken zu einem Gefühl vereint. In diesem Moment spielen weder Zeit noch äußere Einflüsse eine Rolle und der Mensch geht vollends in seinem derzeitigen Tun auf.

Aus sportmedizinischer Betrachtung heraus hat der Flow zwei positive Effekte:

1. Psychologischer Effekt

Der Flow grenzt an Bereiche der Autosuggestion und Hypnose. Im Zustand des Flows lassen sich dadurch Leistungen erzielen, die im Normalzustand nicht immer möglich sind. Der Flow lässt sich daher auch am Puls des Sportlers ablesen. Im Zustand des Flows kann der Puls bis zu 10 Schläge in der Minute zurückgehen. Der Körper ist entspannt, obwohl er gerade eine Leistung erbringt.

2. Biochemischer Effekt

Im Zustand des Flows schüttet der Körper Endorphine aus. Endorphine, umgangssprachlich auch als Glückshormone bezeichnet, sind körpereigene Hormone. Sie werden vom Organismus normalerweise nur in Extremsituationen produziert, um schmerzhemmend, beruhigend und angstlösend zu wirken. Endorphine wirken im Gehirn an den gleichen Rezeptoren wie z.B. Morphium, Opium oder Heroin. Sie sind jedoch körpereigene Hormone und daher nicht schädlich. Neben der schmerzhemmenden Wirkung verschaffen sie auch eine glückliche Stimmung und erhöhen die Wahrnehmung.

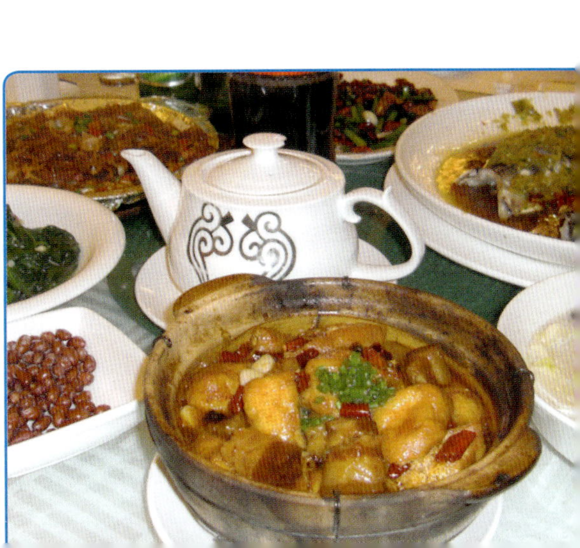

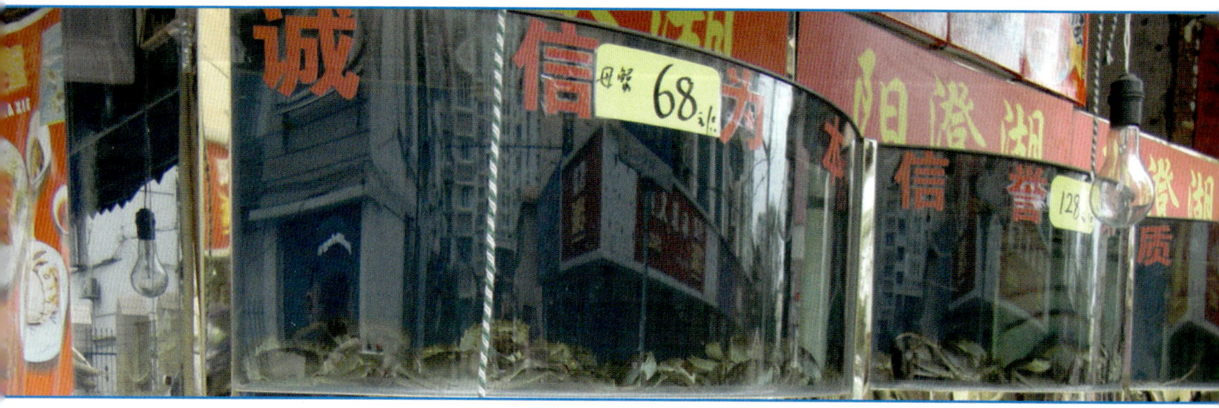

Flow löscht Schmerzen

Die Effekte des Flows machen ihn im Sport und gerade im Ausdauersport, der eine besondere Bedeutung für das Abnehmen hat, besonders interessant.

Vor allem die innere Entspannung und schmerzlindernde Wirkung des Flows löschen den Schmerz im Kopf der Sporttreibenden. Wenn kein Schmerz verspürt wird, gibt es auch keinen Grund für das unterbewusste Programm, die Fortführung des Trainings zu verhindern.

Gerade beim Trainingsziel Gewichtsreduktion verlangt der Körper oft den Weg des geringsten Widerstandes (der schnellen Freude).

Essen als Frustkiller und Glückshormonerzeuger ist immer der leichtere Weg gegenüber dem schlappen Gefühl nach dem Sport. Wird es nun geschafft den Körper neu zu programmieren bzw. zu konditionieren, indem er den Flow erleben und nutzen kann, wird dies der leichtere Weg sein.

Damit ist der Weg frei zu einem neuen dauerhaften Bewegungsverhalten und damit einer Änderung der bisherigen Hinderungsgründe bei der Gewichtsreduktion.

Lachen effektiv wie Aerobic

Neben dem Flow ist auch das Lachen ein guter Gehilfe und in der Kombination sind beide wahre Heilsbringer.

Viele Menschen haben schon einmal in einer Situation von großer seelischer Belastung zu Messer und Gabel gegriffen, um sich zur Ablenkung etwas „Gutes" zu gönnen. Am Ende einer solchen Fressattacke bleibt jedoch fast immer ein schlechtes Gewissen zurück, was den seelischen Stress nur noch mehr vergrößert. Wer hingegen schon einmal seinen Kummer und seine Sorgen durch eine heitere Ablenkung, z.B. eine Komödie im Kino, vertrieben hat, den ereilte später kaum ein Reuegefühl.

Lachen macht den Kopf frei und weil es wirklich Gesund macht, wird es sogar wissenschaftlich für seinen medizinischen Nutzen untersucht. Während in den USA lachen als Heilungshilfe in einer mehrjährigen Klinikstudie untersucht wird, gibt es in England bereits Lachkurse auf Rezept.

Doch nicht nur für die gute Laune ist Lachen da, sondern es bietet auch handfeste Fitnessvorteile. Prof. William Frey schreibt, dass 100-mal lachen genauso viel für die Fitness tun, wie 10 Minuten Aerobic.

Beim Lachen wird als erstes die Lunge mit einer erweiterten Atmung aktiviert. Das Herz stößt daraufhin mehr sauerstoffreiches Blut aus und im Hirn toben die Signale und bewirken einen wahres Hormonfeuerwerk, das viele weitere Körperregionen aktiviert. Besonders die Bauch-, Brust-, Schulter und Nackenmuskeln werden durch das Lachen angespannt und erwärmen so den Körper.

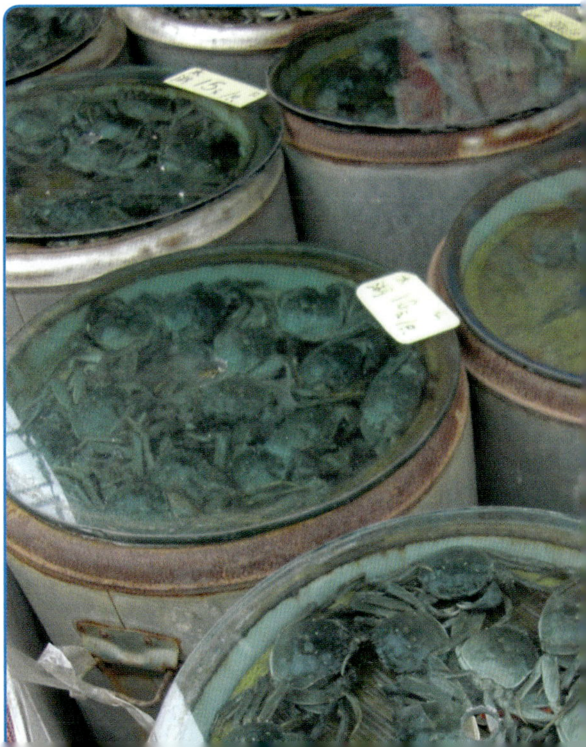

Während Lachen auf den ersten Blick ganz einfach ist, muss für das Erzeugen des Flow schon etwas tiefer in die Trickkiste gegriffen werden. Mit den folgenden Profitipps von Personaltrainer Christian Pohl sollte es Ihnen aber gelingen den Weg zum Flow zu verstehen und nachvollziehen zu können.

Der Weg zum Flow

Ob beim Ballking® oder Jogging, der Flow kann bei fast jeder Bewegung erzeugt werden. Folgende Bestandteile haben die den Flow erzeugenden Aktivitäten gemeinsam:

1. **Sie sind der Aktivität gewachsen.**
2. **Sie sind fähig, sich auf Ihr Tun zu konzentrieren.**
3. **Die Aktivität hat deutliche Ziele.**
4. **Die Aktivität hat unmittelbare Rückmeldung.**
5. **Sie haben das Gefühl von Kontrolle über Ihre Aktivität.**
6. **Ihre Sorgen um Sie herum verschwinden.**
7. **Ihr Gefühl für Zeitabläufe ist verändert.**

Nicht alle Bestandteile müssen zwingend vorliegen. Nehmen wir den Flow am Beispiel Ballking®. Dann könnte Ihr Weg zum Flow wie folgt aussehen:

1. **Sie kennen und beherrschen die Technik des Ballkings, d.h., die Anforderungen passen zu Ihren Fähigkeiten.**
2. **Sie können sich auf das Ballking® konzentrieren.**
3. **Ihr Ziel ist es durch das Ballking® an Gewicht zu verlieren.**
4. **Sie spüren die Schritte und die Bewegung im Raum.**
5. **Sie ballken, ohne jedoch immer an die Technik oder den nächsten Schritt denken zu müssen.**
6. **Die Wegstrecke ist Ihnen bekannt und Sie müssen nicht an jeder Ecke überlegen, wo Sie lang müssen. Sie sind alleine in der Natur und der Alltag ist ganz weit weg. Sie können sich in die Gedanken zurückziehen.**
7. **Durch den Rückzug in die Traumwelt vergessen Sie in diesem Augenblick die Realität und Zeit.**

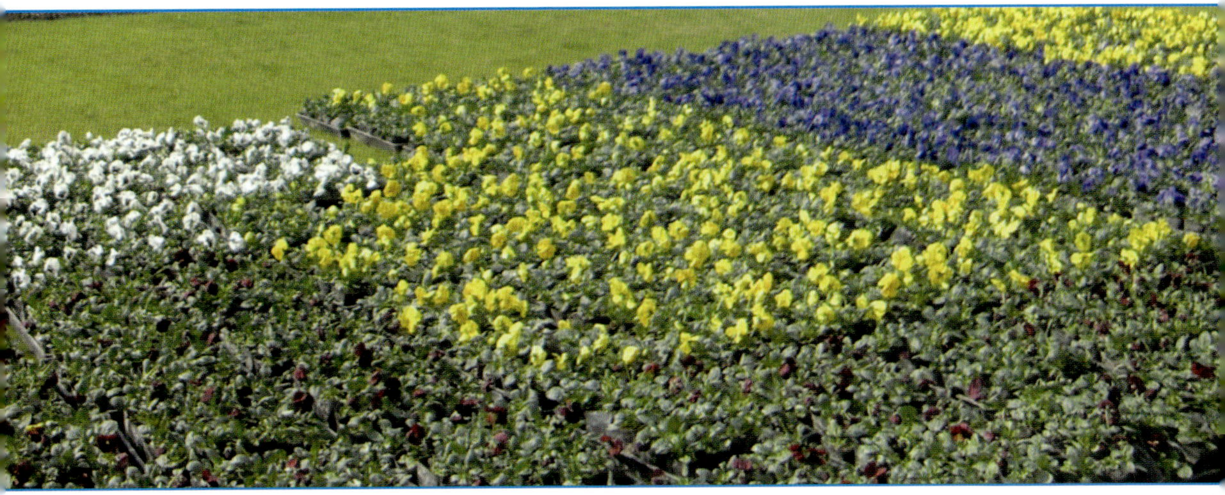

Im Traum versinken

Beim Walken, wie auch bei jeder anderen Betätigung, ist es wichtig die Gedanken frei zu bekommen. Lassen Sie den Alltag hinter sich und versuchen Sie an eine besonders schöne Vorstellung zu gelangen.

Am besten hilft eine Wunschvorstellung, die Sie glücklich machen würde. Auch Christian Pohl träumte beim Laufen: „In meiner Zeit als aktiver Extremlangläufer habe ich immer die Bilder einer erfolgreichen Zielankunft unter jubelnden Menschen im Kopf gehabt. Ich dachte an die Siegesfeier, an die Menschen die mir gratulierten und die Goldmedaille für den Weltrekord. Nach einiger Zeit versank ich immer tiefer in den Traum und vergaß alles um mich herum. Zeit und Raum verschwanden und ich spürte nichts mehr von der Anstrengung des Laufens. Am Ziel angekommen war ich oft enttäuscht, dass die Trainingseinheit schon vorbei war."

Zur Unterstützung der Distanz zum Alltag ist Musik ein sehr effektiver Helfer. Der mp3-Player ist für viele Ausdauersportler ein unverzichtbarer Begleiter im Training. Eine entspannende rhythmische Musik, die den Takt der Bewegung unterstützt, ist besonders geeignet.

Im Sport und gerade im Ausdauersport, der eine besondere

Bedeutung für das Abnehmen hat, kann man diesen Zustand besonders erleben. Stellen Sie sich vor, Sie ballken im Wald und plötzlich sind Sie schon am Ziel angekommen und haben keinerlei Anstrengung verspürt.

Wer in der Lage ist den Flow gezielt im Training einzusetzen, der wird es nicht nur leichter haben, sondern er wird dabei auch noch erheblich zufriedener, spürt weniger Leiden und befreit sich von Disstress.

Das Sporttreiben selber kann einem keiner abnehmen, denn es ist der einzige Weg zur dauerhaften Gewichtsverringerung und geistigen Entspannung, jedoch kann man sich diesen Weg einfacher und kürzer durch die Nutzung des Flows machen.

Wenn Sie es einmal ausprobieren wollen, dann lassen Sie sich aber nicht entmutigen, wenn beim ersten Mal nichts passiert. Auch das Erreichen des Flows muss trainiert werden.

Damit Sie lachend im Flow die Pfunde purzeln lassen kölnnen, hier die 10 besten Tipps von Personaltrainer Christian Pohl:

- **Tipp 1: Lernen Sie die Ballkingtechnik so, dass Sie diese ohne Nachdenken beherrschen.**

- **Tipp 2: Trainieren Sie immer auf der gleichen Strecke, bis Sie diese im Schlaf auswendig können.**

- **Tipp 3: Trainieren Sie möglichst immer zu gleichen Zeiten. Der Körper stellt sich so auf das Training ein und dies hilft Ihnen z. B., dass kein plötzlicher Hunger oder Toilettengang das Training stört.**

- **Tipp 4: Nutzen Sie Ihre individuelle Musikbegleitung beim Training.**

- **Tipp 5: Träumen Sie von tollen Dingen z. B., dem grenzenlosen Strand auf dem Sie mit Ihrer Traumfigur Ihren Traum-**

partner beeindrucken oder jubelnde Menschenmengen, die stolz auf Ihre sportliche Leistung sind.

- **Tipp 6:** Vergessen Sie alles um sich herum, lassen Sie den Körper die Bewegung steuern und denken Sie nicht immer nur an Kalorien oder die Geschwindigkeit.
- **Tipp 7:** Versuchen Sie vor Trainingsbeginn einmal herzhaft zu lachen. Wenn Sie keinen passenden Gedanken haben, dann können auch die Comics aus der Tageszeitung helfen.
- **Tipp 8:** Hängen Sie sich in der Wohnung, im Auto oder Büro lustige Bilder auf, über die Sie beim Betrachten jedes Mal schmunzeln müssen.
- **Tipp 9:** Wenn Sie häufiger im Auto oder alleine vor dem Computer sitzen, wählen Sie statt einer Musik- auch einmal eine Comedy-CD. Achtung: Bitte vor lauter lachen nicht die Straße aus den Augen verlieren.
- **Tipp 10:** Führen Sie ein Tageslachkonto per Strichliste. Für den Anfang sollten Sie mind. 30 herzhafte Lacher pro Tag erreichen.

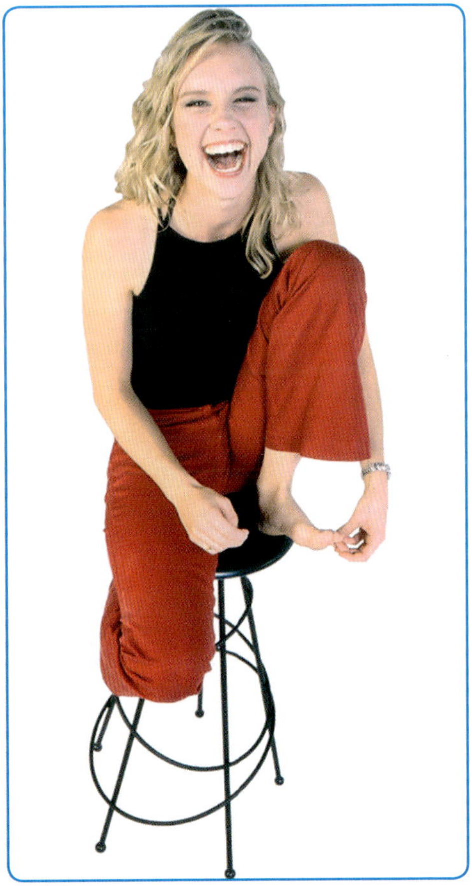

Die 72-Stunden-Regel

Es liegt leider in der Natur der Menschen, dass wir nicht nur manchmal vergesslich sind, sondern von Zeit zu Zeit auch sehr bequem.

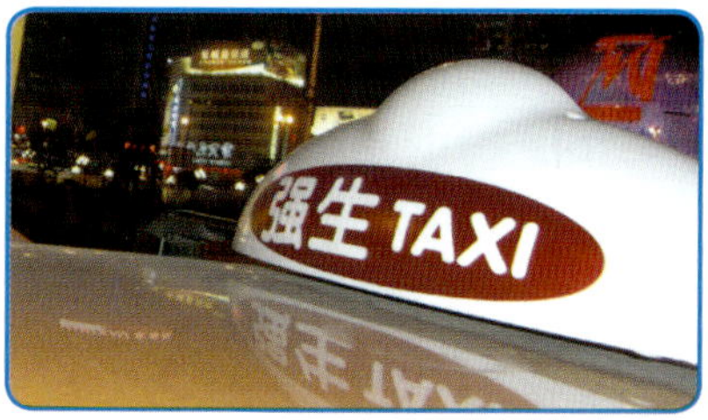

Oft befällt uns eine sehr gute Idee oder man möchte etwas Bestimmtes tun, doch am Ende bleibt es bei dem Gedanken. **Eine goldene Regel in vielen Bereichen lautet: Mach es in den nächsten 72 Stunden!**

Egal in welchen Bereichen, ob im Arbeits- oder Privatleben, die Chance etwas zu bewegen sinken mit jeder Stunde, die man das Vorhaben verschiebt. In vielen Fällen ist nach ca. 72 Stunden die Wahrscheinlichkeit, dass man es noch tut auf wenige mikroskopische Prozente zusammengeschrumpft.

In vielen Bereichen haben Sie dieses bestimmt auch schon gemerkt, sei es bei einem Umzug, bei dem nichts so haltbar ist, wie ein Provisorium, d. h., was nicht gleich beim Einzug oder bei der Renovierung gemacht wurde, bleibt oft ewig so. Die Strategie der 72 Stunden ist relativ einfach und sollte auch all diejenigen überlisten, die immer eine gute Ausrede und nie Zeit haben.

Sollten Sie vor haben etwas für die Gesundheit zu tun, z. B. abzunehmen oder mit dem Rauchen aufzuhören, dann müssen Sie folgende drei Dinge unumstößlich festhalten:

1. Wer,
2. macht was,
3. wann!

Im Falle des Abnehmens z. B.:
(1.) Ich (2.) werde mich für einen Ballkingkurs anmelden. (3.) Morgen in der Mittagspause rufe ich

an und wenn ich niemanden erreiche, schreibe ich abends eine E-Mail.

Schreiben Sie diese drei Punkte auf einen Zettel und stecken ihn in die Handtasche oder kleben ihn an eine gut sichtbare Stelle (z.B. Ihren Spiegel).

Es gibt sicher Millionen Gründe und Ausreden, warum Sie es nicht innerhalb der nächsten 72 Stunden schaffen können, doch wie viele gute Gründe fallen Ihnen ein, warum Sie es schaffen sollten?

Neben der 72-Stunden-Regel hilft noch eine weitere Methode, die jedoch für die meisten Menschen sehr schwer in der Umsetzung ist, obwohl sie ziemlich simpel klingt. Für jedes Argument, was Ihrer Meinung nach dagegen spricht, müssen Sie zwei Gründe aufzählen, die dafür sprechen.

Wenn Sie dies noch mit einer kleinen Strafe kombinieren, z.B. einen Euro in eine Spardose stecken für jede Ausrede oder Verzögerung, werden Sie merken, wie schwer positives Denken und wie teuer negatives Denken ist.

Es kommt nicht von ungefähr, dass besonders positiv denkende Menschen extrem erfolgreich sind. Solche Menschen verdienen oft mehr, sind zumeist gesund und schlank und alles was sie anfassen, wird sprichwörtlich zu Gold.

Mit den positiven Denken Menschen sind nicht diejenigen gemeint, die sich mit ihrem Schicksal abgefunden haben und sich aus Resignation alles schön reden. Diese Menschen, die sich selber belügen, schneiden in allem am schlechtesten ab.

Sie sollten also positiv denken, die Vorteile und angenehmen Seiten immer in den Vordergrund stellen und Ihre Vorhaben innerhalb der nächsten 72 Stunden beginnen.

Fazit: Fangen Sie in den nächsten 72 Stunden mit dem Ballking® an!

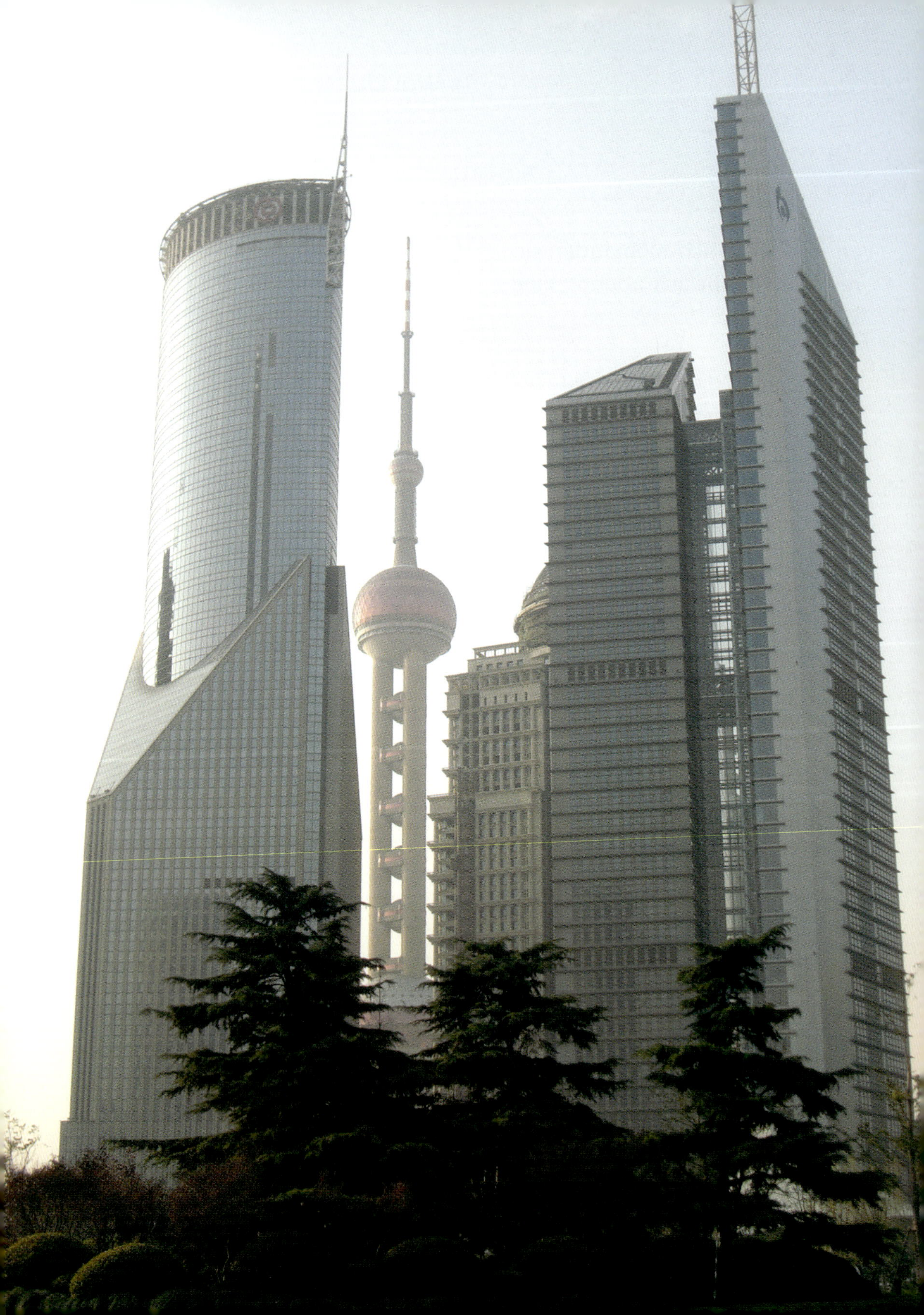

Anhang

Erste-Hilfe im Sport

Dem Erfinder von Ballking® liegt besonders der Schutz der Gesundheit am Herzen. Aus diesem Grund engagiert er sich nicht nur für die Verbreitung von Gesundheitssport, sondern auch für den oft vernachlässigten Bereich der Ersten-Hilfe-Ausbildung für Trainer.

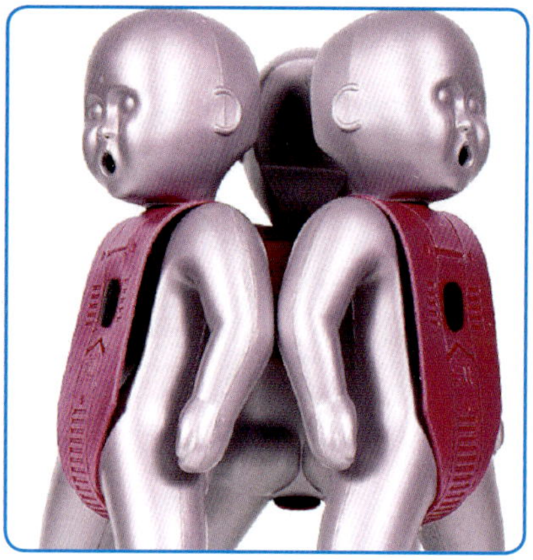

Was nützt einem der beste Trainer, wenn er im Notfall nicht in der Lage ist, einem verletzten Teilnehmer zu helfen.

Mit seinem Engagement stieß Christian Pohl jedoch oft auf taube Ohren. Nicht nur dass viele Trainer nicht bereit waren, ihre eigene Fitness unter Beweis zu stellen, viele sahen in einer Erste-Hilfe-Ausbildung keinen Sinn, da sie sich dafür nicht zuständig sahen und es keine gesetzliche Verpflichtung gibt.

Beim Ballking® in der freien Natur ist aber kein Fitnessstudio- oder Vereinschef in der Nähe, dem man im Notfall die Verantwortung für Erste-Hilfe in die Schuhe schieben kann. Aus diesem Grund gibt es in der Ballkingausbildung auch keine Kompromisse.

Jeder Teilnehmer eines Ballkingkurses soll absolut sicher sein, dass er einen absolut sicheren Kurs besucht und sich selbst im Notfall keine Sorgen machen muss.

Auch privat sicher im Urlaub

Die Ausbildung zum Sportunfallretter ist nicht nur für Trainer wichtig, sondern auch für alle Privatpersonen empfehlenswert. Gerade wenn Sie selber ohne Trainer in freier Natur unterwegs sind, sollten Sie in der Lage sein sofort richtig zu reagieren.

Auch Menschen, die ihren Urlaub im Ausland verbringen, sollten diese Ausbildung besuchen, um für den Notfall vorbereitet zu sein. Während in Deutschland in wenigen Minuten der Notarzt vor Ort ist, kann es im Ausland mehrere Stunden dauern. Sie können sich im Ausland auch nicht sicher sein, dass es überhaupt ausgebildete Ersthelfer gibt. Als Sportunfallretter können Sie sofort selber Ihre Familie, Freunde und sich selber versorgen. Ob nun beim Wandern, beim Schwimmen oder Unfall im Hotel. Denken Sie immer daran, die Ausbildung zum Sportunfallretter kosten nur wenig Geld, ein Leben ist dagegen unbezahlbar.

Damit Sie einen besseren Einblick in die Bedeutung der Thematik bekommen, folgt nun ein Artikel von Sportunfallretter Christian Pohl angefügt, der auch schon in verschiedenen Trainerfachzeitschriften erschienen ist, um Trainer zur Teilnahme an der Ausbildung zu bewegen.

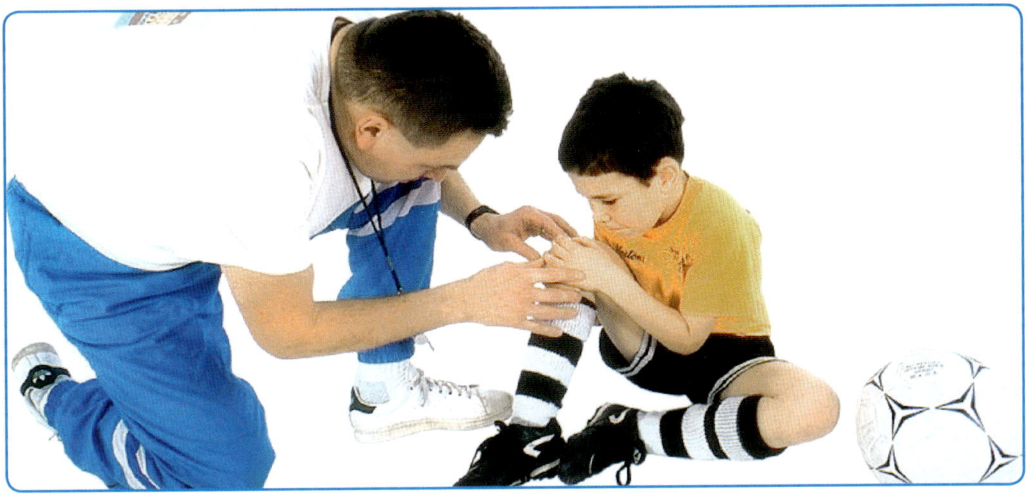

Die Bombe tickt und keiner will's hören

Wann stirbt der Nächste im Fitnessstudio?

Von Christian Pohl

Eine Versicherung ist wichtig, doch die Hilfe in den ersten Sekunden nach dem Unglück ist noch wichtiger!

Stefan hatte schlecht geschlafen, die Vertretungsstunde gestern steckte ihm noch tief in den Knochen. Warum mussten die auch unbedingt bei der Hitze, es waren ja fast 34 Grad im Kursraum und der Ozonwarnung den Kurs stattfinden lassen.

Es war der heißeste Tag im Juli seit fünf Jahren und Stefan musste auf dem Step rumturnen. Der Wecker hämmerte unerbittlich sein monotones Dröhnen in sein Hirn, so dass er schockartig aufsprang, um den Wecker zum Schweigen zu bringen. Doch dazu kam es nicht, denn beim ersten Sprung spürte er das Brennen, das sich wie das Feuer einer glühenden Kohle durch sein Fußgelenk bohrte. Instinktiv versuchte er den Fuß durch Abstützen mit den Armen zu entlasten, doch dabei hatte er nicht mit der Materialschwäche seines Glastisches gerechnet. Mit einem lauten Knarren sprang die Glasscheibe. Zum Glück war es Sicherheitsglas und sie zersplitterte nicht.

Besser versichert

Wem graust es nicht vor solch einem Morgen, wie ihn unser Stefan erlebt hat. Stefan ist selbstständiger Kursleiter und Personaltrainer und wie es sich gehört, hat er eine Krankenversicherung.

Der Arzt konnte glücklicherweise keinen pathologischen Befund diagnostizieren, so dass er Stefan nur zwei Tage ohne Sport verordnete. Da Stefan auch eine Krankentagegeld- bzw. Betriebsunterbrechungsversicherung hat, braucht er sich keine Sorgen um einen Finanzverlust zu machen. Im schlimmeren Fall hätte er auch seine Privat- bzw. Berufsunfallversicherung oder sogar die Berufsunfähigkeitsversicherung in Anspruch nehmen können. Für den Glasschaden kommt seine Hausrat- bzw. Inhaltsversicherung auf.

Stefan ist einer der wenigen Kursleiter und Personaltrainer, die wirklich an den kompletten Versicherungsschutz gedacht haben. Er ist auch beim deutschen Rentenversicherungsbund gemeldet und wurde als Inhaber seines eigenen Personaltrainingsstudios, da es über 50 Prozent seiner Arbeit ausmacht, von den Sozialversicherungspflichtbeiträge befreit. Selbst die Trainerhaftpflichtversicherung, die ihm gerade einmal acht Euro im Monat kostet, hat er abgeschlossen. So wäre also alles Gut und der Artikel könnte hier zu Ende sein. Doch dem ist leider nicht so und das können wir mit Stefan jetzt gemeinsam erleben.

Hilflos in der Not

Die drei Tage Ruhe gingen für Stefan schnell vorbei und er nutze die Zeit, um auch einmal das schöne Wetter zu genießen. Das Thermometer war noch einmal gestiegen und täglich kamen neue Ozonwarnungen in den Nachrichten. An jenem Freitag war sein Terminkalender wieder prall gefüllt. Am Abend hatte er im Fitnessstudio einen Work-out-Kurs. Er nahm sich vor angesichts der Hitze eine ganz ruhige Stunde zu machen. Später sollte er noch einen Klienten für eine Outdoorstunde betreuen, da brauchte er selber noch etwas Kraft.

Stefan konnte es nicht fassen, das wirklich 12 Leute in dem Kursraum auf ihn warteten. Er war spät dran und legte gleich los. Erst einmal Warm-up, dann runter auf die Matte. Es lief gut, die Leute hatten gute Laune und wollten richtig schwitzen. Ihm selbst floss der Schweiß schon nach dem Warm-up in Strömen aus dem Gesicht. Nach ein paar Liegestützen sollten nun Ausfallschritte mit Kurzhantel folgen.

Stefan hatte gerade seine Kommandos gegeben und setze zum

ersten Ausfallschritt an, da hörte er wie Tanja mit einem lauten Knall die Hanteln fallen lies und dann selber zu Boden sank. Sofort lief er zu ihr und beugte sich über sie.

So etwas hatte er noch nicht erlebt, Tanja zitterte am ganzen Körper und ihre Lippen wurden schlagartig grau. Sie war kreidebleich, kein Tropfen Schweiß im Gesicht, der Mund trocken und sie zitterte am ganzen Körper. Sie krampfte sich so sehr an seinem Arm fest, dass er es mit der Angst zu tun bekam. Er merkte, wie ihm flau im Magen wurde und sein Herz ganz heftig schlug. Er blickte sich um, die Anderen hatten sich mittlerweile im Kreis um sie herum gedrängt und schauten ihm neugierig aber unbeteiligt über die Schulter.

Stefan war hilflos. Er versuchte zu überlegen, wurde dabei aber von einem Hustenanfall und Röcheln nach Luft von Tanja unterbrochen und dann war sie plötzlich still. Stefan versuchte einen Puls zu spüren, doch an ihrem schmalen Handgelenk konnte er ihn nicht finden, auch ihre Atmung konnte er nicht erkennen. Mittlerweile hatte jemand seinen Trainerkollegen Mathias gerufen, der hatte per Telefon schon einen Krankenwagen angefordert. Stefan und Mathias waren unsicher, was sie tun sollten. Nachdem eine Zeit vergangen war, begannen sie mit der Beatmung und Herzdruckmassage. Ein Stein viel Stefan vom Herzen, als die Sanitäter endlich da waren und Tanja versorgten.

Unwissenheit schützt jedoch vor Strafe nicht

Das Urteil des Gerichtes viel für Stefan zum Glück milde aus. Er bekam sechs Monate auf Bewährung für einen minder schweren Fall. Ihm wurde mildernd zugesprochen, dass der Studioinhaber nicht auf seine Qualifikation in Erste-Hilfe geachtet hatte und selber im Betrieb weder über einen Notfallplan noch über eine anwesende Person mit entsprechender Ausbildung verfügte.

Tanjas totes Baby hatte tagelang für Schlagzeilen in der Presse gesorgt. Sie war im dritten Monat schwanger und die Ärzte konnten leider nur sie retten. Tanja hatte akute Dehydrierung und einen dadurch verursachten Hirnschlag. Ein Gutachter bescheinigte, dass dieser Unfall durch eine ausreichende Flüssigkeitszufuhr hätte vermieden werden können und es in der Pflicht des Kursleiters gestanden hätte einer Schwangeren die Teilnahme am Kurs bei den Witterungsverhältnissen zu verweigern. Dass Stefan nichts von der Schwangerschaft wusste, darauf ging sein Anwalt lieber nicht ein.

Die Richter verwiesen in der Urteilsbegründung darauf, dass es im letzten Jahr über zwei Millionen Unfälle im Sport und sogar über 100 Tote gegeben hat und jeder Trainer verpflichtet ist, sich in seiner Sorgfaltspflicht auch um eine Erste-Hilfe-Ausbildung zu kümmern. Wer die Gesundheit eines Kunden betreuen und fördern möchte, der müsse auch für den Notfall gerüstet sein. Eine Erste-Hilfe-Ausbildung, die vor vielen Jahren einmalig während des Führerscheinerwerbes gemacht wurde, reiche bei weitem nicht aus. Selbst die Verkäuferinnen eines Supermarktes wären oftmals mit ihrer Ersthelferausbildung besser ausgebildet als ein Trainer.

Die Trainerhaftpflichtversicherung von Stefan hat die volle Deckung des Schadens abgelehnt. Aufgrund der fehlenden Sanitätskenntnisse hätte Stefan grob fahrlässig gehandelt und in einem Vergleich hatten sie lediglich eine Übernahme von 50 Prozent zugestanden. Zu den Behandlungskosten und der Ersatzforderung von Tanjas Arbeitgeber kamen auch noch Schmerzensgeldforderungen aus dem Zivilverfahren. Stefan schläft mit dem Wissen um ein getötetes Kind und den Schulden von 45.000 Euro nur noch sehr schlecht.

Besser ausgebildet

Hat Sie dieses fiktive Beispiel aus dem Alltag eines Trainers betroffen gemacht? Ich hoffe ja und damit sind wir auch beim Kern dieses Artikels und meinem Anliegen zur Verbesserung der Sanitätsausbildung unter den Trainern angekommen.

Mal ehrlich, wann haben Sie Ihre letzte Erste-Hilfe-Ausbildung gemacht? Kennen Sie den Fluchtwegeplan Ihres Studios, wissen Sie, ob der Erste-Hilfe-Kasten richtig befüllt und versiegelt ist und wo er sich befindet? Wissen Sie, ob Ihr Studiobesitzer sich um die Ausbildung seiner Mitarbeiter gekümmert hat?
Achten Sie wirklich vor Trainingsbeginn genau auf den Gesundheitszustand der Teilnehmer und kontrollieren Sie, ob Sie ausreichend gegessen und getrunken haben? Führen Sie vor jeder Stunde eine Belehrung über Risiken des Trainings bei besonderen Witterungslagen durch? Informieren Sie neue Leute über mögliche Nebenwirkungen und Risiken bei Vorerkrankungen oder einer Schwangerschaft? Sagen Sie konsequent Kurse ab, die ein zu hohes Risiko beinhalten?

Die wichtigste Frage ist jedoch die, ob Sie sich für den Ernstfall fit und in der Lage fühlen, das Leben eines Ihrer Schützlinge zu retten oder ihn bei einem Sportunfall unmittelbar zu versorgen?

Das Leben und die Gesundheit unserer Kunden und Klienten ist jedem Trainer das Wichtigste und daher muss auch eine entsprechende Ausbildung für jeden zur Pflicht werden.

Das Vertrauen auf Andere ist in diesem Fall eine fatale Nachlässigkeit. Eine Versicherung kann zwar vor Folgeschäden schützen, doch das erste Helfen in der Situation kann eine Versicherung nicht ersetzen.

Sportunfallretter

Ich habe selber lange Zeit als Kursleiter im Studio gearbeitet und meine älteste Klientin, die ich als Personaltrainer betreue, ist mittlerweile 78 Jahre alt. Ich könnte es mit meinem Gewissen nicht vereinbaren, in meiner Ausbildung nachlässig zu sein und dadurch das Leben eines anderen zu gefährden. Auch gegen Widerstände von Studioinhabern und vor allem den Teilnehmern habe ich Kursinhalte und den Trainingsort geändert. Ich habe erlebt, wie in einem Studio in einer Woche zwei Kursleiterinnen und drei Kunden im Kursraum umgekippt sind, weil sie trotz Ozonwarnungen gepowert haben. Nur Gott ist es zu verdanken, dass allen nichts passiert ist.

In Zusammenarbeit mit dem Diplom Sportpädagogen Ingo Schemberg, Geschäftsführer der Pro Life Gesellschaft für Notfall- und Gesundheitsschulungen mbH (Mitglied im Bundesverband Erste-Hilfe, www.erstehilfe-info.de), habe ich einen Lehrgang entwickelt, der besonders auf die Situation von Kursleitern und Personaltrainer zugeschnitten ist.

Als Ausbilder, Referent und Autor in der Fitnessbranche, ist es mir eine persönliche Pflicht, diese Ausbildung mit als Grundvoraussetzung u.a. Ballking® einzuführen. Eigens dazu habe ich auch noch einmal die Schulbank gedrückt und u.a. die Ausbilderlizenz gemäß § 68 FeV / BGG 948 zur Erste-Hilfe-Ausbildung erworben.

Der entwickelte Lehrgang zum Sportunfallretter geht über die allgemeinen Sofortmaßnahmen am Unfallort für Führerscheinbewerber weit hinaus und ist angelehnt an den Betriebshelfer-Lehrgang gemäß der berufsgenossenschaftlichen Richtlinien der UVV "Erste Hilfe" (BGV A5). Der Lehrgang umfasst einen Praxisteil, dem ein Fernstudium vorangeht. Der Lehrgang schließt mit einer Prüfung und Vergabe der Sportunfallretter-Lizenz ab. Diese Lizenz ist drei Jahre gültig und muss dann mit einem Lehrgang von 8 Praxisstunden aufgefrischt werden.

Es kann jeden treffen

Das Thema Erste-Hilfe im Sport ist zu wichtig, als es nur auf Großveranstaltungen oder auf ballspielende

Kinder zu begrenzen.
Häufig höre ich das Argument, bei uns ist noch nie etwas passiert und daher brauchen wir keine Ausbildung. Ich denke diese unverantwortlichen Menschen spielen auch kein Lotto, denn schließlich haben sie da vorher ja auch noch nie gewonnen.

Ich riskiere nicht die Gesundheit und spiele mit dem Leben Anderer und daher bin ich Sportunfallretter.

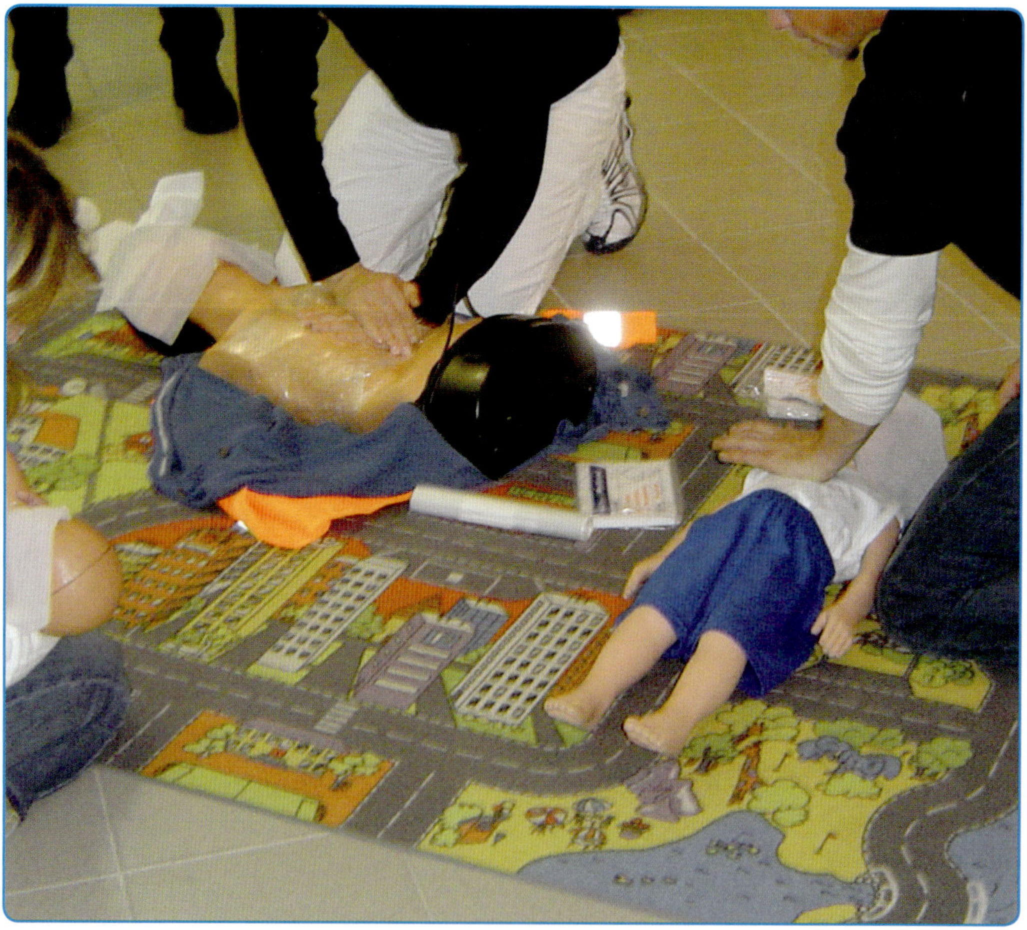

Ausbildungskriterien

Nur nach erfolgreicher Prüfung wird eine Lizenz für Ballking® vergeben.

Die strengen Auswahlkriterien gelten ausnahmslos für alle Trainer.

Ausbildungsstufe I: Ballking®-Instructor

- Theoretische Zulassungskriterien zur Ausbildung sind nach den Anbieterqualifikationen gemäß der Kriterien der Spitzenverbände der Krankenkassen zur Umsetzung von §§ 20 und 20a SGB V (Stand: 02.07.2008) ausgerichtet:
  - o Fachkräfte mit einer staatlich anerkannten Ausbildung im Bereich Bewegung,
  - o insbesondere Sportwissenschaftler (Abschlüsse: Diplom, Staatsexamen, Magister, Master, Bachelor),
  - o Krankengymnasten, Physiotherapeuten, Sport- und Gymnastiklehrer und
  - o Ärzte,
  - o Lizenzierte Übungsleiter der Turn- und Sportverbände mit der Fortbildung „Sport in der Prävention" (Lizenzstufe II). Der Einsatz der Übungsleiter der Turn- und Sportverbände ist auf Vereinsangebote beschränkt, die mit dem Qualitätssiegel SPORT PRO GESUNDHEIT ausgezeichnet wurden.
- Praktische Zulassungskriterien, die zum Erhalt der Lizenz jedes Jahr nachgewiesen werden müssen. Erfüllung der Bedingungen:
  - o des DSA (Deutschen Sportabzeichens) gemäß den Anforderungen des DOSB (Deutschen Olympischen Sportbund) und
  - o des STRENFLEX-Fitness-Sport-Abzeichen mindestens in der Stufe Bronze.

- Zusatzbedingungen, die an die Verleihung gebunden sind und zum Lizenzerhalt jedes Jahr erneut nachgewiesen werden müssen:
  - o gültige SUR-Sportunfallretter-Lizenz (Erste-Hilfe-Ausbildung für Trainer) oder höherwertige Erst-Hilfe-Ausbildung, z.B. Rettungssanitäter,
  - o gültige Trainerhaftpflichtversicherung,
  - o Teilnahme an mindestens einer von Ballking® zertifizierten Trainerfortbildung pro Kalenderjahr.
- Prüfungen, die wie folgt bestanden werden müssen:
  - o die praktische Technikprüfung mit der Note sehr gut,
  - o die praktische Lehrprobe mindestens mit der Note gut und
  - o die schriftliche Theorieprüfung mindestens mit der Note gut.

Ausbildungsstufe II: Ballking®-Master-Instructor

Für Ausbilder von Ballking®-Instructor gelten noch höhere Bedingungen:

- Praktische Zulassungskriterien:
  - o DSA mindestens in Silber
  - o STRENFLEX-Fitness-Sport-Abzeichen mindestens in Silber
  - o Nijmegen-Medaille (Viertagekreuz) mindestens in Bronze
- Zusatzbedingungen:
  - o mindestens 3 Jahre Erfahrung als Trainer bzw. Kursleiter
  - o Erfahrung als Dozent oder Lehrkraft
- Prüfungen, die wie folgt bestanden werden müssen:
  - o die praktische Technikprüfung mit der Note sehr gut,
  - o die schriftliche Theorieprüf-

ung mit der Note sehr gut,
- o die praktische Lehrprobe mit der Note sehr gut und
- o eine mündliche Prüfung zu allgemeinen sport- und trainingswissenschaftlichen Fragen mindestens mit der Note gut.

Ausbildungsstufe III: Ballking®-General-Instructor

Für Ausbilder von Ballking®-Master-Instructor gelten die höchsten Bedingungen die selbstverständlich auch der Ballkingerfinder Christian Pohl persönlich erfüllt und als Vorbild übertrifft:

- Praktische Zulassungskriterien:
  - o DSA in Gold
  - o DSA Prüferlizenz
  - o STRENFLEX-Fitness-Sport-Abzeichen in Gold
  - o Nijmegen-Medaille (Viertagekreuz) mindestens in Bronze mit Krone

- Zusatzbedingungen:
  - o mindestens 5 Jahre Erfahrung als Trainer bzw. Kursleiter
  - o Erfahrung als Dozent oder Lehrkraft

- Prüfungen, die wie folgt bestanden werden müssen:
  - o die praktische Technikprüfung mit der Note sehr gut,
  - o die schriftliche Theorieprüfung mit der Note sehr gut,
  - o die praktische Lehrprobe mindestens mit der Note sehr gut und
  - o eine mündliche Prüfung zu allgemeinen sport- und trainingswissenschaftlichen Fragen mindestens mit der Note sehr gut.

=> Als Ballking-General-Trainer können auch externe wissenschaftliche Dozenten zugelassen werden, die u.a. einen Lehrauftrag an einer Universität in der Fachrichtung Bewegungswissenschaften oder Medizin haben.

Quellennachweis:

Wikipedia:

Diabetes: http://de.wikipedia.org/wiki/Diabetes (Stand: 08.11.2009, 17:15 Uhr)

Osteoporose: http://de.wikipedia.org/wiki/Osteoporose (Stand: 12.11.2009, 19:47 Uhr)

Cellulite: http://de.wikipedia.org/wiki/Cellulite (Stand: 15.10.2009, 06:26 Uhr)

Zwiebelschalenprinzip: http://de.wikipedia.org/wiki/Zwiebelschalenprinzip_(Kleidung) (Stand: 10.11.2009, 19:26 Uhr)

Herzfrequenz: http://de.wikipedia.org/wiki/Herzfrequenz (Stand: 28.10.2009, 10:10 Uhr)

Shanghai: http://de.wikipedia.org/wiki/Shanghai (Stand: 28.01.2010,14:19 Uhr)

Bücher/Skripte:

Freiwald, J. (2009). Optimales Dehnen. Balingen: Spitta. Broschiert: 393 Seiten. Auflage: 1., Aufl. (15. März 2009). ISBN-10: 3938509198. ISBN-13: 978-3938509197

Freiwald, J. (2009). Dehnen – Fakten und Legenden, Neuromuskuläre Balancen und Dysbalancen – was gibt es Neues? Skript zum Vortrag Nr: 55806, 55812 auf dem Turnfest 2009.

Studien:

Boecker H, Sprenger T, Spilker ME, Henriksen G, Koppenhoefer M, Wagner KJ, Valet M, Berthele A, Tolle TR. The Runner`s High: Opioidergic Mechanisms in the Human Brain. Cerebral Cortex (Advance Access published February 21, 2008)

Kerrigan D. Casey, PM & R, Volume 1, Issue 12, Pages 1058-1063 (Dec. 2009)

Bildernachweis:

Stichwortverzeichnis:

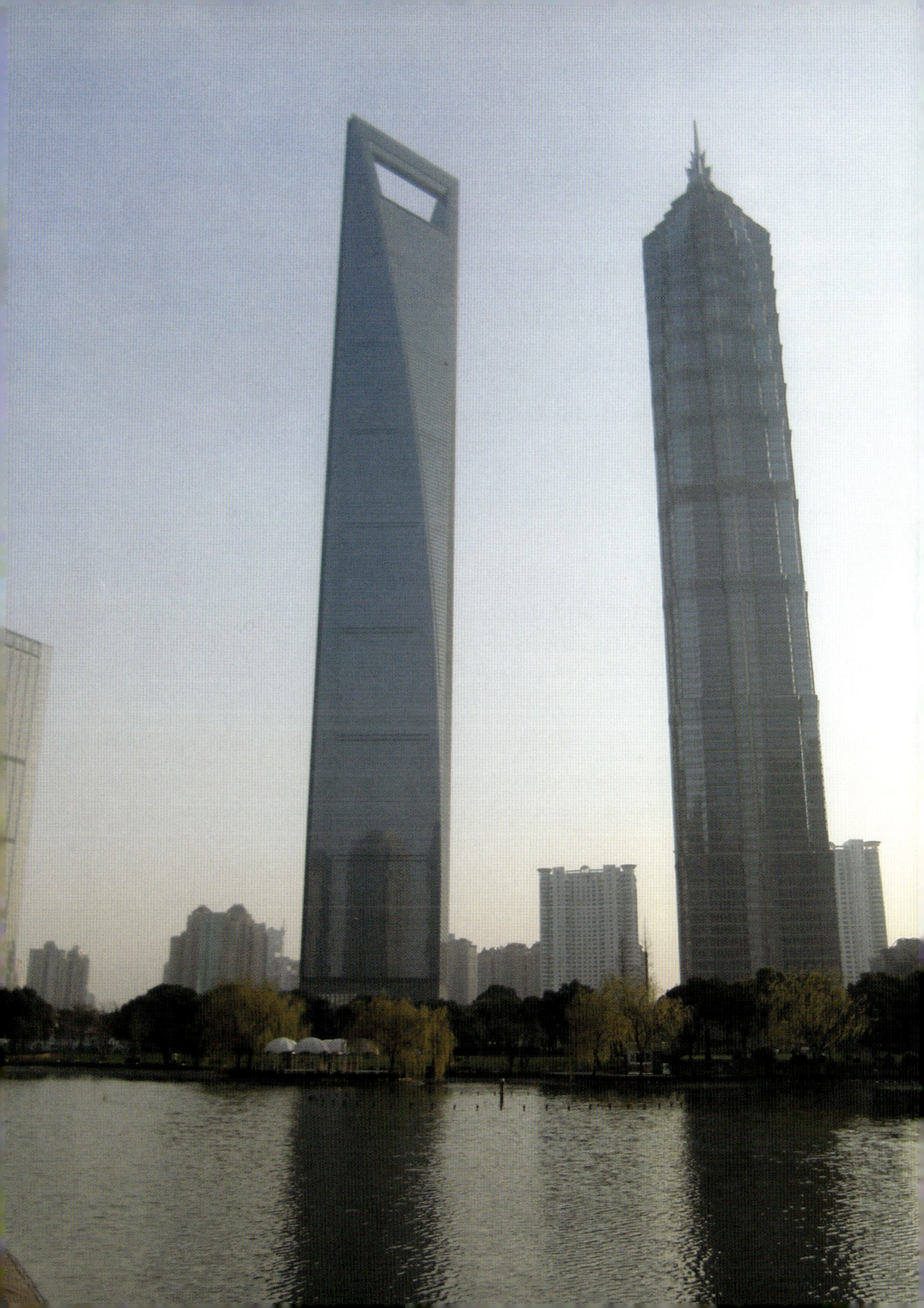

Dankeschön

Auch wenn ich das Buch vom Text über die Fotos, dem Layout und Satz bis zur fertigen Druckdatei selbst erstellt habe, gibt es viele denen ich danken möchte.

Persönlich von Christian Pohl

Ohne meine Klienten und deren Rückmeldungen hätte ich Ballking® nicht zu einem solch tollen Volkssport entwickelt können.

Es ist mir ein Herzensanliegen in dieser ersten Auflage besonders denen zu danken, die mit mir geballkt sind. Nur durch diese Praxis in Technik und Schulung konnte ich Ballking® zur Perfektion entwickelt.

Besonders möchte ich meiner lieben Hilde danken, denn sie war nicht nur eine der ersten sondern auch mit Abstand eine der regelmäßigsten und längsten Ballkerin. „Hilde Du hast Dich weder von Deinem inneren Schweinehund noch von Wind und Wetter abschrecken lassen. Dafür noch einmal meinen Dank und hohen Respekt. Unvergessen bleibt mir die Erinnerung an unsere Stunde im legendären Schneechaos 2005.“
Natürlich darf auch ein Dank an meine älteste und eine meiner liebsten Klientin Uschi nicht fehlen. Genausowenig dürfen Grüße an meine lieben Pärchen Jutta und Uwe und Andrea und Peter fehlen.

Für alle anderen lieben Klienten möchte ich hier stellvertretend den ersten 100 namentlich danken. Die zahlreichen Klienten mit gleichen Namen, z. B. alle fünf Andreas, vier Angelikas und Juttas uvm., sollen sich selbstverständlich alle angesprochen fühlen:

Alexandra, Andrea, Andreas, Angelika, Annika, Anita, Anne, Annegret, Antje, Bärbel, Bernhard, Bettina, Bianca, Birgit, Brigitte, Carsten, Christel, Christian, Christiane, Christina, Christoph, Denise, Dennis, Detlev, Doris, Dorothee, Elena, Elisabeth, Elke, Else, Ernst, Gabriele, Gerhard, Gisela, Gudrun, Gundula, Hanelen, Hannelore, Heidi, Heike, Helga, Helmut, Herbert, Hildegard, Inge, Ingrid, Irmgard, Jeanette, Jens, Jörg, Jörn, Julia, Jutta, Karin, Katharina, Klaus, Magdalena, Manfred, Marga, Margaretha, Margot, Maria, Mariane, Marion, Marita, Marlies, Martina, Martina, Mechthilde, Mevlüde, Michael, Monika, Nicole, Parhan, Paul, Peter, Petra, Regina, Richard, Robert, Rosemarie, Ruth, Sabine, Silke, Silvia, Stefanie, Stella, Tamara, Tanja, Tatjana, Theo, Thorsten, Udo, Ulrich, Ursula, Uwe, Volker, Walter, Wilhelm, Wolfgang.

Gar nicht genug kann ich mich bei Patric bedanken, der mir so viel Inspiration gegeben hat, die mir bei der Realisierung der Buch- und DVD-Produktion sehr geholfen hat.

Persönlich danke ich noch Rita und Manfred für die liebe Unterstützung.

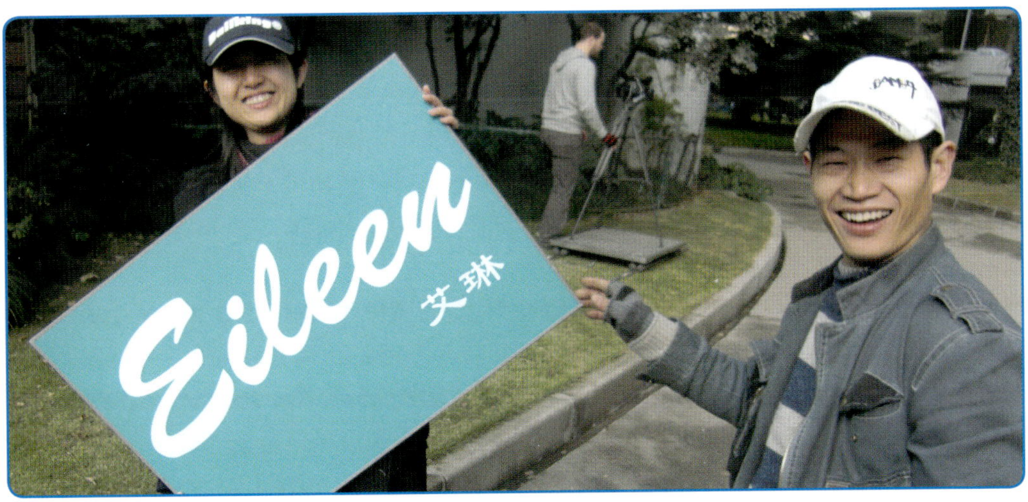

Hinweise zur DVD

Mit der Ballking®-DVD können Sie erleben das Ballking® wirklich einfach einmalig und einfach einmalig ist. In der imposanten Weltstadt Shanghai wird gezeigt, dass der neue Volkssport Ballking® auch alltagstauglich ist.

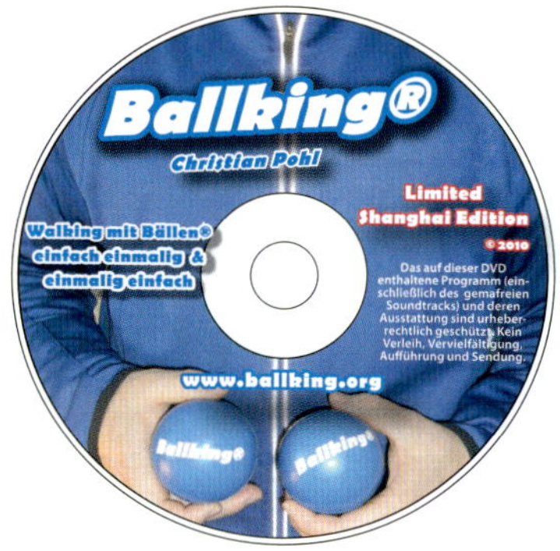

Inhaltsübersicht: In einem kurzen und verständlichen Hauptteil wird Ihnen die Technik des Ballkings erklärt. In zwei zusätzlichen Kurzfilmen können Sie Übungen für das Training im Freien und Zuhause lernen.

In zwei weiteren Beiträgen erfahren Sie etwas über die sportmedizinischen Vorteile und sportwissenschaftlichen Hintergründe des Ballkings sowie eine Darstellung zur richtigen Ausrüstung.

Die DVD wird abgerundet durch einen Bonusteil, in dem neben witzigen vermasselten Szenen auch alternative bzw. entfallene Szenen gezeigt werden.

Alle Bereiche dieser DVD vom Drehbuch, der Planung über die Regie bis zur Produktion wurden von Christian Pohl persönlich übernommen. (Auch für die teilweise schlechte Stimmqualität trägt er die Verantwortung, da er seine Erkältungsstimme nicht durch eine Fremde ersetzen lassen wollte).

Besonderer Dank geht an alle Beteiligten die tatkräftig zum gelingen dieser DVD beigetragen haben.
Ganz besonderer Dank gebührt Michael für seine hervorragende Arbeit an der Kamera und am Schneidetisch.
Herzlichen Dank auch an Johannes für die hervorragende Musik.

Beschreibung vom Autor:

Herzlich willkommen zum Start in Ihr neues gesundes, fittes und schlankes Leben. Ich freue mich, Ihnen mit Ballking® die einfache Art des Schlankgehens vorstellen zu können.

Ich verspreche Ihnen, wenn Sie einmal die Bälle in die Hand genommen haben, werden Sie fühlen wie schön und entspannend Fitness- und Ausdauersport sein kann.

Für Ihren Körper gibt es kaum einen gesünderen Ausdauersport. Ganz ohne Diätstress oder am Stock zu laufen, bekommen Sie eine Topfigur, schonen Ihre Gelenke und stärken Ihr Immunsystem.

Sie können dank Ballking® nicht nur dauerhaft Abnehmen, sondern auch aktiv gegen Bluthochdruck, Diabetes, Osteoporose, Cellulite, Stress und vor allem Rückenschmerzen vorsorgen. Aus diesem Grund ist das patentierte Ballking® auch von den Krankenkassen zertifiziert.

Damit ist Ballking nicht nur einfach einmalig, sondern auch einmalig einfach, sowohl in der Technik als auch in der Ausrüstung.

In meinem sportmedizinischen Vergleichstest mit Nordic Walking und Jogging hat Ballking® als Testsieger die Note sehr gut erhalten.

Ich gebe Ihnen die persönliche Garantie, dass Ballking® auch Ihnen helfen kann und wirklich Spaß macht. Dafür stehe ich mit meiner Erfahrung als Sportwissenschaftler und Personaltrainer.

Also freuen Sie sich auf diese Ballking®-DVD, die in der atemberaubenden Welt- und Expo-Stadt 2010 in Shanghai gefilmt wurde und folgen Sie meinem Motto „nichts wird unmöglich".

In diesem Sinne nehmen Sie die Bälle in die Hand und leben Sie Ihren Traum.

Mit sportlichem Gruß
Christian Pohl.

Über den Autor

Christian Pohl war seinerzeit in sportlicher Hinsicht stets einen Sprung voraus. Als ehemaliger begeisterter Fitnesssportler und Langläufer schaffte er den Sprung vom Sporttreiber zum Sportmacher.

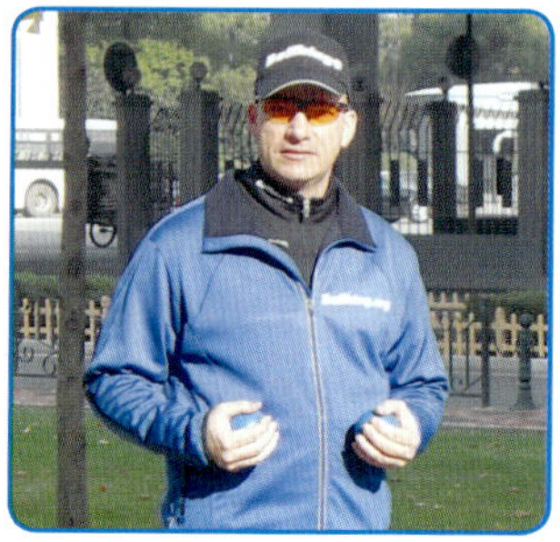

Schon als Abiturient arbeitete er als Fitnesstrainer und Aerobickursleister und erwarb Mitte der 90iger Jahre mit der Bundeslizenz B mit integrierter Studioleiterqualifikation und der Ausbildung zum Fitnesslehrer für Cardiofitness, Aerobic und Gymnastik seine ersten Trainerscheine. Es folgten zahlreiche weitere Ausbildungen, vom Basketball- über den Leichtathletiktrainer, vom Rettungsschwimmer- bis DSA-Prüfer, vom Erste-Hilfe Ausbilder bis zum Sportunfallretter.

Neben den Trainerscheinen kamen noch die akademischen Abschlüsse zum Diplom Sportwissenschaftler, Diplom Pädagogen und des Weiteren ein Diplom-Nebenfachstudium Psychologie und zur Abrundung Personalwesen hinzu. Zusätzlich folgte noch ein privates Managementfernstudium in den Fachrichtungen Sport und Touristik.

Nach dem Studium gab es einen Abstecher als leitender Angestellter im Vertrieb zweier großer Einzelhandelsketten, dem die Gründung seines ersten eigenen Unternehmens folgte. Das Potenzial einer Kette von eBay-Verkaufsagenturen war seinerzeit grenzenlos und schnell wurde seine erste Filiale zum Powerseller. Parallel hielt er jedoch auch ein wachsames Auge auf die Fitnessbranche.

Christian Pohl spezialisierte sich auf die Betreuung von Großkunden bei eBay, die ihre Produkte aus China vertreiben wollten und Hilfe beim Aufbau ihres Onlinevertriebes brauchten. So wurde er u.a. auch Partner einer Exportagentur in Shanghai, die u.a. europaweit Fitnessstudios mit Geräten aus China beliefert. Zeitgleich begann er sein erworbenes Wirtschafts-Know-how als Business- und Moneycoach in seiner eigenen Unternehmensberatung P-Coaching weiter zu geben.

Trotz aller Geschäftstüchtigkeit behielten der Sport und die Arbeit als Trainer immer einen großen Stellenwert. Neben seiner Arbeit als erfolgreicher Personaltrainer gab er sogar noch bis Ende 2003 Aerobickurse.

Aus der Kombination seiner Erfahrung als Sportler und Trainer, Kenner der Fitnessbranche und dem Wissen eines Unternehmensberaters und Moneycoaches erkannte und beschrieb er als Erster das Personaltraining als dritte Revolution des Fitnessmarktes. Als Konsequenz erfand er das PTSClub-Personaltrainingstudio, das erste Fitnessstudio, indem nur eine Person von einem

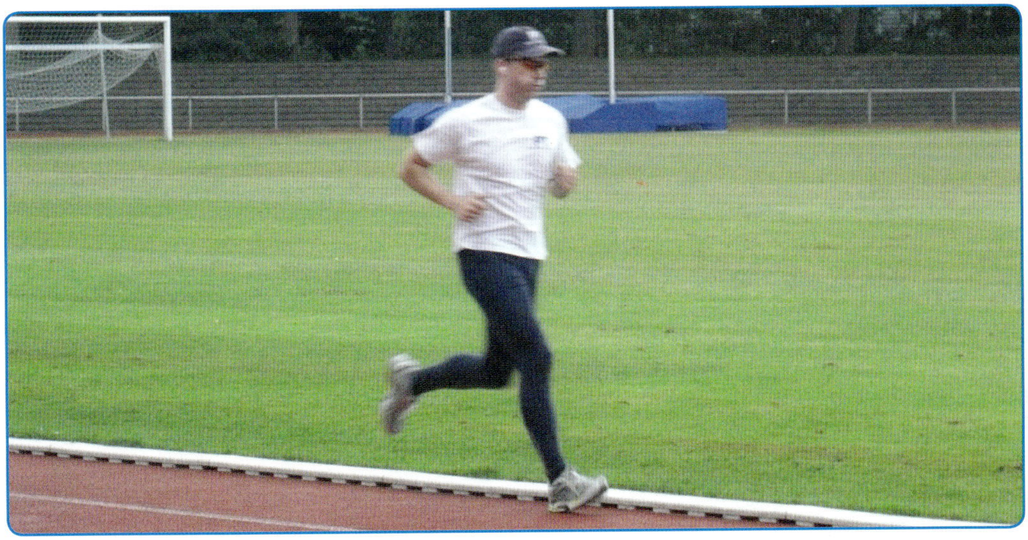

Personaltrainer betreut werden sollte. Christian Pohl war damit u. a. auch der erste Personaltrainer in Deutschland und Europa, der bei der Erfindung seines PT-Studio-Konzeptes auch das medizinische Vibrationstraining mit der originalen FitVibe medical mit anbot.

Als Personaltrainer, Dozent und Ausbilder betreut Christian Pohl bundesweit eine vielfältige Klientenschicht, die von Prominenz aus Show, Wirtschaft und Politik, über

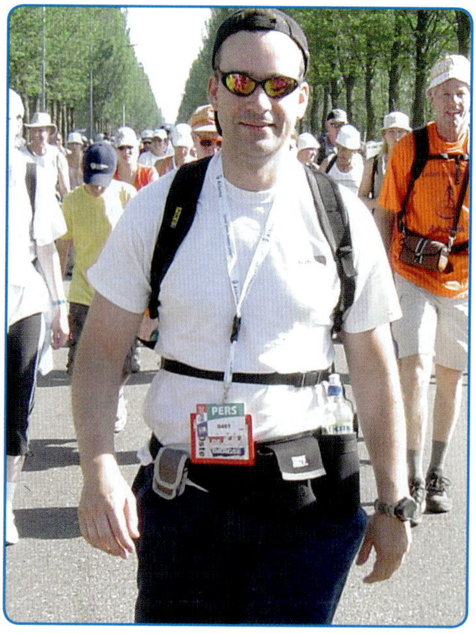

Mediziner und Wissenschaftler bis zur Hausfrau und Rentnerin reicht. Daneben betreute er auch Events, berät Unternehmensvorstände und ist gerngewählter Ansprechpartner für Medien und Produktionensfirmen.

Bei allem, was Christian Pohl anstrebt, vergisst er jedoch nie, dass ein Experte auch ein Vorbild sein muss. Aus diesem Grund stellt er u. a. auch immer wieder seine eigene Fitness unter Beweis, denn er ist der Meinung, dass nur wo wirklich Fitness drin streckt, auch Fitness drauf stehen darf. So hat er u. a. nicht nur das deutsche Sportabzeichen in Gold (Stufe 11), das STRENFLEX-Fitness-Sport-Abzeichen in Gold, sondern auch die Nijmegen-Medaille in Gold mit Krone und die Ehrenmedaille 2006.

Für viele Menschen ist es kaum zu glauben, dass Christian Pohl gerade einmal Mitte dreißig ist. Doch angesichts der Tatsache, dass er alle seine Studiengänge parallel in Rekordzeit absolvierte, verwundert es nicht, dass sein weiteres Leben ebenfalls auf mehreren Gleisen gleichzeitig verlief und er so immer mehrere Stationen gleichzeitig erreichen konnte.

So schließt sich am Ende auch in Ballking® ein Kreis, denn neben der Erfindung, Konzeption, praktischen Erprobung, hat Christian Pohl auch sämtliche wirtschaftlichen und rechtlichen Aspekte, bis hin zur technischen Produktion und dem Verlag des Buches und der DVD selbst gemacht.

Ballking® ist also sprichwörtlich und sinnbildlich eine originale Handarbeit von Christian Pohl, frei nach seinem persönlichem Motto:

Nichts wird unmöglich!

Sie möchten persönlich Kontakt zu Christian Pohl aufnehmen, dann mailen Sie an christian.pohl@ballking.de.

Bitte haben Sie nur Verständnis dafür, dass er aufgrund der vielen Anfragen keine persönliche Fitness- und Ernährungsberatung per E-Mail oder Telefon leisten kann. Er freut sich aber immer über Lob und Verbesserungsvorschläge und auch wenn er nicht jede E-Mail beantworten kann, ließt er jede Einzelne persönlich und aufmerksam durch.

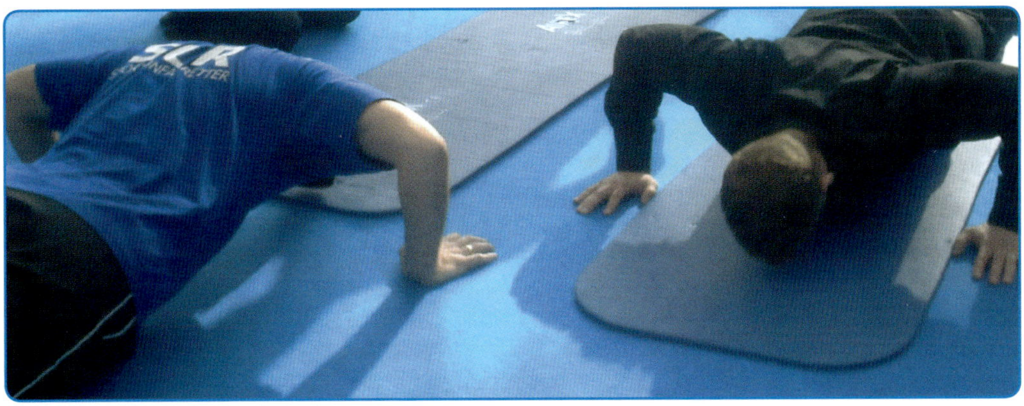